Sensorische Modulation für Menschen mit Demenz

Sensorische Modulation für Menschen mit Demenz

Tina Champagne

Tina Champagne

Sensorische Modulation für Menschen mit Demenz

Assessments und Aktivitäten
für eine sensorisch anregende Umgebung
zur Bedürfnisbefriedigung
und Wahrnehmungsförderung

Aus dem amerikanischen Englisch
von Heide Börger

Deutschsprachige Ausgabe bearbeitet
und herausgegeben von Thomas Buchholz

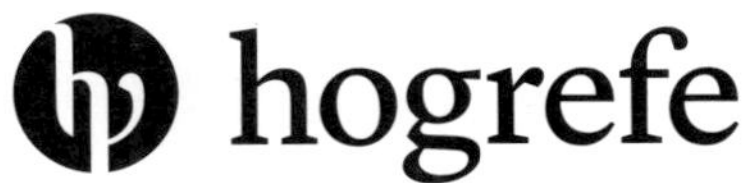

Tina Champagne OTD, OTR/L, FAOTA, Occupational Therapist, Ergotherapeutin und Aktivierungsfachfrau, Massachusetts, USA

Thomas Buchholz (dt. Hrsg.) Krankenpfleger, Fachbuchautor, Dozent und Lehrer für Pflegeberufe, Diplom-Pädagoge, Kurs- und Weiterbildungsleiter für Basale Stimulation, Kinästhetik-Trainer.

Bibliografische Information der Deutschen Nationalbibliothek
Die Deutsche Nationalbibliothek verzeichnet diese Publikation in der Deutschen Nationalbibliografie; detaillierte bibliografische Daten sind im Internet über http://www.dnb.de abrufbar.

Anregungen und Zuschriften bitte an:
Hogrefe AG
Lektorat Pflege
z.Hd.: Jürgen Georg
Länggass-Strasse 76
3012 Bern
Schweiz
Tel. +41 31 300 45 00
verlag@hogrefe.ch
www.hogrefe.ch

Lektorat: Jürgen Georg, Martina Kasper, Loriana Zeltner
Bearbeitung: Thomas Buchholz
Herstellung: René Tschirren
Umschlagabbildung: Martin Glauser, Uttigen
Kapiteltrenner-Fotos: Jürgen Georg, Bern
Umschlag: Claude Borer, Riehen
Satz: Claudia Wild, Konstanz
Druck und buchbinderische Verarbeitung: Finidr s.r.o., Český Těšín
Printed in Czech Republic

Das vorliegende Buch ist eine Übersetzung aus dem Amerikanischen.
Der Originaltitel lautet „Sensory Modulation in Dementia Care" von Tina Champagne.

1. Auflage 2019

(E-Book-ISBN_PDF 978-3-456-95988-7)
(E-Book-ISBN_EPUB 978-3-456-75988-3)
ISBN 978-3-456-85988-0
http://doi.org/10.1024/85988-000

Inhaltsverzeichnis

Widmung

Zum Andenken an meine Großmutter, die in höherem Lebensalter an Demenz erkrankte. Ihre Wahrnehmungen haben mich veranlasst, das Sensory Modulation Program für die Arbeit mit Menschen, die an Demenz erkrankt sind, nutzbar zu machen. Meine Großmutter hat von vielen der in diesem Buch vorgestellten Strategien profitiert. Sie hat mir auch die Augen dafür geöffnet, wie wichtig es ist, anderen zu helfen und sich den Sinn für Humor zu bewahren und sie hat mich immer ermutigt, meine Träume zu leben.

Danksagung

Ein ganz besonderer Dank gilt meinen Kindern für ihre Liebe und unablässige Unterstützung. Des Weiteren danke ich Kristina Tams für ihre Hilfe bei der Edition dieses Buches sowie meinen Mentoren und Kollegen für die jahrelange Unterstützung meiner Ideen und Projekte; es war großartig, mit ihnen gemeinsam die Bedeutung der sensorischen Integration und Verarbeitung im Bereich der Beschäftigungstherapie und im Kontext anderer therapeutischer Dienste sowie deren Anwendung bei verschiedenen Populationen in unterschiedlichen Settings zu erörtern. Allen, die mit mir in dieser besonderen Population (Menschen mit Demenz) gearbeitet haben, möchte ich sagen: Es war mir eine Ehre, mit Ihnen gemeinsam Ansätze zu entwickeln und zu umzusetzen, die geeignet sind, den Nutzen eines menschlichen, stärkenden, einfühlsamen und sensorisch basierten Ansatzes aufzuzeigen – Dank Ihnen allen!

Ich danke auch Karen Poole, TFH USA (www.tfhusa.com) und Lisa Compton (www.SensoryCraver.com), dass sie die Verwendung der Produktfotografien in diesem Buch erlaubt haben.

Vorwort

Leben in unserer heutigen Zeit ist geprägt von zunehmender Vernetzung der Welt. Die Digitalisierung nahezu aller Lebensbereiche ist das Kennzeichen der „Moderne". Vor allem in unseren scheinbar zivilisierten, westlichen Kulturen können wir uns ein Leben ohne Laptop, Tablet oder Smartphone kaum mehr vorstellen. In ständiger Verbindung mit unzähligen anderen Menschen erreichbar zu sein, wird zum Credo des Menschseins. Mit hoher Geschwindigkeit erleben wir einen Zuwachs digitaler und anderer technischer Entwicklungen. Das stetig sich erweiternde Wissen über Beschaffenheit, Wirkungsweisen und Zusammenhänge von Mensch und Natur, Kultur, Umwelt und Technik geschieht in atemberaubendem Tempo. Unsere Sinne unterliegen einer fortwährenden Stimulation. Schritt halten müssen in Beruf und Freizeit, um nicht abgehängt oder ausgegrenzt zu werden, wird zu einer unbewusst wirkenden Grundstimmung. Der schnelle Wandel unserer Welt hinterlässt Spuren in den Netzwerken des menschlichen Gehirns. Der Soziologe Hartmut Rosa spricht von „dynamischer Stabilisierung" unserer Lebenswelt, die wir als Beschleunigung wahrnehmen. Ein Rhythmus, der etwas mit uns Menschen „macht", der unbewusst wirkt. Daher sucht jeder Mensch seine eigene Strategie, um mit dem „immer schneller", „jetzt und sofort" zurechtzukommen. Eine mögliche Strategie der Bewältigung und Beziehung zur Welt ist für Hartmut Rosa das Erleben von Resonanz. Für ihn entsteht Resonanzbeziehung mit der Welt, wenn ein Mensch ergriffen ist, eine sinnliche Erfahrung macht, z.B. das Erklimmen eines Berges, ein besonderes Musikstück... Kennzeichen dieser Erfahrung ist ein innerlich tiefgehendes „Bewegt"-Sein, ein nachhaltiges Angerührt-Sein, das die Person vielleicht sogar verändert. Sinnlich überwältigt zu sein, meint Rosa, reicht für Resonanzbeziehung mit der Welt nicht aus. Diese muss den Menschen körperlich, emotional erreichen und eine Erfahrung von Selbstwirksamkeitserleben mit sich bringen. Resonanzbeziehung zur Welt stellt sich beim Erleben von sich aus ein. Sie geschieht, kann also nicht absichtlich hervorgerufen werden.

Wie erleben Menschen mit Demenz diese Form der Beziehung zur Welt? Einerseits entziehen sie sich dem gesellschaftlichen Phänomen der Beschleunigung, durch die zunehmende Langsamkeit ihrer Aktivitäten und den Rückzug ins Hier und Jetzt. Andererseits sind sie direkt und unmittelbar von der „dynamischen Stabilisierung" Betroffene. Die derzeitigen zeitlichen und personellen Rahmenbedingungen der Pflege führen zwangsläufig und unabdingbar zu beschleunigtem Handeln der Pflegenden, wenn sie den Bedürfnissen der hilfebedürftigen Menschen gerecht werden wollen. Rosa (2018) stellt fest: „Wenn ich Menschen unter Zeitdruck setze, dann zwinge ich sie eigentlich dazu, aus dem Resonanzmodus zu gehen, in einen Verdinglichungsmodus. Stress, Angst, Zeitdruck führen dazu, dass keine Resonanz entsteht ... Ein entgegenkommender Resonanzraum braucht sehr starke soziale und institutionelle Bedingungen". Davon sind wir in der Pflege weit entfernt. Auch dies kann ein zusätzlicher Grund für die zunehmende Entfremdung des Demenzkranken von der Welt sein. Gesellschaftliche Regeln und Normen verlieren für Menschen mit Demenz immer mehr an Bedeutung. Ihre Welt ist gekennzeichnet von Abbau an Wissen, Können, Wollen, Bewegen, Wahrnehmen und Kommunizieren. Ihre Sinne schwinden, Funktionen lassen nach. Das Sollen dominiert ihr Leben (trinken Sie bitte, drehen Sie sich auf die Seite, machen Sie den Mund auf, stehen Sie bitte auf ...) durch die Unfähigkeit, sich selbst zu pflegen. Wir wissen nicht, ob Demenzkranke in solchen Situationen auf früher erlebte Resonanzerfahrungen zurückgreifen können, um sich zu stabilisieren. Im fehlenden Rückgriff auf diese Möglichkeit drücken sie Selbsterleben und -wirksamkeit aus, indem sie sich verweigern, zur Wehr setzen. Daher brauchen sie vermutlich andere Menschen, die ihnen sinnlich erfahrbar Chancen eröffnen auf Resonanzbeziehung zur Welt, durch Schaffen fördernder Bedingungen und zugewandte Beziehung.

Champagne verfolgt mit ihrem auf die Sinne bezogenen Ansatz der „Sensorischen Modulation" möglicherweise auch diese Ideen.

Was nunmehr im angloamerikanischen Sprachraum auf der Grundlage wissenschaftlicher Erkenntnisse entdeckt wird, hat in Deutschland bereits eine lange empirische pädagogische und psychologische Tradition. Schon in den siebziger Jahren begann die Entwicklung des Konzepts „Basale Stimulation nach Andreas Fröhlich" zur Förderung schwer beeinträchtigter Menschen. Mitte der achtziger Jahre wurde das Konzept von Christel Bienstein in die Kranken- und Altenpflege eingeführt. Anfänglich standen Techniken sinnlicher Anregung im Vordergrund des Konzepts. Mittlerweile bestimmen Dialog und Resonanz die Arbeitsweise mit schwer beeinträchtigten Menschen. Fröhlich und Bienstein erkannten, dass Sinnesreize alleine nicht ausreichen für ein erfülltes Leben mit starker Beeinträchtigung. Trotz gut durchdachter Programme ist nicht das stimulierende Medium das, was der beeinträchtigte Mensch braucht. Vor allem der unmittelbare Austausch im Dialog mit einem anderen Menschen setzt Entwicklung in Gang. Durch miteinander erlebte, teilhaftige Sinneserfahrungen entsteht das „Du am Ich" (Martin Buber). Wenn noch so wirr Gesprochenes eine stimmlich wohlwollende Antwort hört, dem Schauen das

Gesehen-Werden, einer Geste, eine mitschwingende Bewegung, dem Zugreifen ein Berührt-Werden folgt, entsteht ein Hin und Her zwischen Menschen, ein „Konzert" des Aufeinander-bezogen-Seins und gegenseitigen Verstehens. Das ist das Wesen der Resonanz – aus Sicht der Neurowissenschaften. Ein wirklicher Dialog über die Sinne, jenseits von „nur spiegelnder" Nachahmung.

Bei jeder Begegnung mit anderen Menschen können Menschen auf frühere Erinnerungen zurückgreifen. In gutem wie in schlechtem Sinn (z. B. ein Trauma). Denn jeder Kontakt, jede Sinneserfahrung kann Unbewusstes ins Bewusstsein zurückholen. Auch bei demenzkranken Menschen. Denken, wahrnehmen, bewegen, kommunizieren, spüren des eigenen Körpers, Erfahrung des Gegenübers, Gefühle tauchen immer gleichzeitig auf, unabhängig vom „Reizen" eines Sinnes. Ein ganzheitliches Erleben, geistig, seelisch, körperlich und sozial, wenn auch nur für Momente! Umso wichtiger erscheinen Wissen über den Betroffenen zu sein und eine sichere, stabile Bindung mit der Person, wenn Formen der Ansprache über die Sinne angeboten werden. Denn sinnlich Erlebtes bewirkt erlebten Sinn!

Insofern können unterschiedliche Ansatzweisen und Konzepte wie Basale Stimulation und das Sensory Modulation Program auf der gemeinsamen Grundlage menschlicher Sinne zusammenwirken, damit demenzkranke Menschen in den noch verbleibenden Tagen, Wochen, Monaten oder Jahren Lebendigkeit und erfülltes Leben sowie Resonanzerfahrung mit anderen Menschen und Resonanzbeziehung zur Welt genießen.

Beschreiten Sie, liebe Leser, gemeinsam mit Tina Champagne diesen „sinnvollen" Weg!

Thomas Buchholz
Malsch, im Mai 2019

Einführung

Dank der bedeutenden Fortschritte in den Neurowissenschaften wissen wir, dass die Vielzahl der verschiedenartigen sensorischen Erfahrungen, die Menschen tagtäglich machen, das „Nervensystem stärken" (Ayres, 1979, 2005). Die einzelnen sensorischen Systeme verfügen über spezielle Rezeptoren, die auf bestimmte sensorische Stimuli reagieren. Der von diesen Rezeptoren wahrgenommene sensorische Input wird an das Gehirn weitergeleitet und er vermittelt uns ein Gefühl der Sicherheit und Selbstregulierung und befähigt uns zur Ausführung wichtiger Rollen, Routinen und Aktivitäten. Die Augen sind zuständig für die Wahrnehmung und Verfolgung des visuellen und räumlichen Inputs, die Ohren reagieren auf Laute, die Nase nimmt die eingeatmete Luft und die verschiedenartigen Stoffe auf, die wir als Düfte kennen, und in der Haut befindet sich eine Fülle von taktilen Rezeptoren, die uns befähigen, die vielen verschiedenartigen Berührungen zu unterscheiden (z. B. leichte Berührungen, kräftige Berührungen, Temperatur, Vibration, Schmerzen). Wir benutzen den Mund, um zu schmecken, zu essen und zu trinken, zu atmen, zu sprechen und zu singen und auch, um ein Instrument zu spielen!

Neben diesen fünf elementaren sensorischen Systemen (taktil, visuell, auditorisch, olfaktorisch [Geruch] und gustatorisch [Geschmack] gibt es noch weitere Sinne, die weniger bekannt sind: das vestibuläre, das propriozeptive und das interozeptive System. Das vestibuläre System ist zuständig für die Überwindung der Schwerkraft, die Körperkoordination und es befähigt uns, sicher durch die Welt zu navigieren. Auch Muskeln gehören zu den wichtigen sensorischen Organen; Propriozeptoren befinden sich in den Muskeln, Gelenken, Sehnen und dem Bindegewebe. Die Propriozeptoren werden aktiviert bei Bewegungen gegen Widerstände sowie bei Dehn- oder anderen, mit Bewegung verbundenen Aktivitäten. Über einen „Fühlsinn" im Körper informiert uns propriozeptiver Input, wo wir uns räumlich und zeitlich gerade befinden. Das vestibuläre und das propriozeptive System arbeiten mit anderen sensorischen Systemen zusammen und ermöglichen so die Wahrnehmung des Körpers und des Gleichgewichts und sie sorgen dafür, dass die einzelnen Schritte der Aktivitäten in der richtigen Reihenfolge durchgeführt werden. Die

Interozeption gibt Auskunft über den inneren Zustand (z. B. über die verschiedenen Grade der Aufmerksamkeit, Krankheit, Hunger, Verdauungstätigkeit).

Für die Verarbeitung und Organisation des gesamten sensorischen und motorischen Inputs sorgt das zentrale Nervensystem über die gesamte Lebensdauer. Die Art der individuellen Verarbeitung und Organisation des sensorischen Inputs bestimmt darüber, wie wir uns, andere und die materielle Umgebung wahrnehmen. Art und Intensität der sensorischen und motorischen Stimuli entscheiden darüber, ob wir uns sicher, reguliert und imstande fühlen, funktional zu kommunizieren und Aktivitäten durchzuführen. Zu wenig sensorischer Input führt zu sensorischer Deprivation, die Menschen daran hindert, ihre Resilienz und ihre Fähigkeit, Stärke, Vitalität und Aufmerksamkeit zu entwickeln oder aufrechtzuerhalten. Die sensorischen Systeme haben zudem eine Schutzfunktion, insofern als sie dem Gehirn potenzielle Gefahren signalisieren.

Bei der Umsetzung eines sensorisch basierten Ansatzes bei Menschen mit Demenz müssen Quantität und Qualität der sensorischen Stimuli, denen die Klienten ausgesetzt sind, intentional und strategisch eingeschätzt werden, um Fertigkeiten zu erhalten, die Mitarbeit zu fördern und Sicherheit, Wohlbefinden und Lebensqualität zu bewahren. Des Weiteren müssen neben den sensorischen Vorlieben und Mustern der Betroffenen ihre sensorischen Bedürfnisse und Ziele ermittelt werden. In einigen Fällen werden sensorische Strategien eingesetzt, um von Schmerzen, Unbehagen und negativen Gedanken (Paranoia, Verwirrtheit, Grübeleien) und Emotionen (Ärger, Traurigkeit, Furcht) abzulenken, in anderen Fällen helfen sie, die Betroffenen zu beruhigen, zu besänftigen, zu trösten und ihnen ein Gefühl der Sicherheit und Geborgenheit zu vermitteln. Sensorische Strategien können außerdem für kompensatorische Zwecke oder zur Entspannung und zur Förderung sozialer Teilhabe eingesetzt werden. Darüber hinaus sind sensorische Strategien geeignet, Agitiertheit und aggressives Verhalten einzudämmen sowie die Häufigkeit von Fixierungen zu mindern.

Das Buch beinhaltet einen Überblick über die verschiedenen Formen der Demenz, eine Einführung in sensorische Integration und Verarbeitung, eine Darstellung der sensorischen Systeme und die Veränderung ihrer Funktion in Abhängigkeit vom Alterungsprozess. Es stellt das Sensory Modulation Program (SMP) vor, einen umfassenden, nicht pharmakologischen Ansatz, der für die Pflege von oder die Arbeit mit Menschen, die Demenz haben, geeignet ist. [Für Deutschland sei darauf hingewiesen, dass dieser Ansatz, neben dem Konzept der Basalen Stimulation nach Andreas Fröhlich, insbesondere für die Berufsgruppe der Betreuungskräfte nach § 53c Sozialgesetzbuch XI und Aktivierungstherapeuten (CH) geeignet erscheint. Die Aufgaben der Betreuungskräfte sehen neben Gruppenaktivitäten Zeiten für Angebote der Einzelbetreuung vor. Die Vorgehensweisen des SMP sind damit in besonderer Weise für die Anwendung in Aktivierung und Betreuung geeignet. Anm. d. dt. Hrsg.] Das SMP ist vor allem zu empfehlen, wenn ein sensorisch basierter Ansatz vollständig umgesetzt werden soll. Für dieses Buch wurde das SMP auf die Arbeit mit Menschen mit Demenz abgestimmt.

1
Alterungsprozess und Demenz

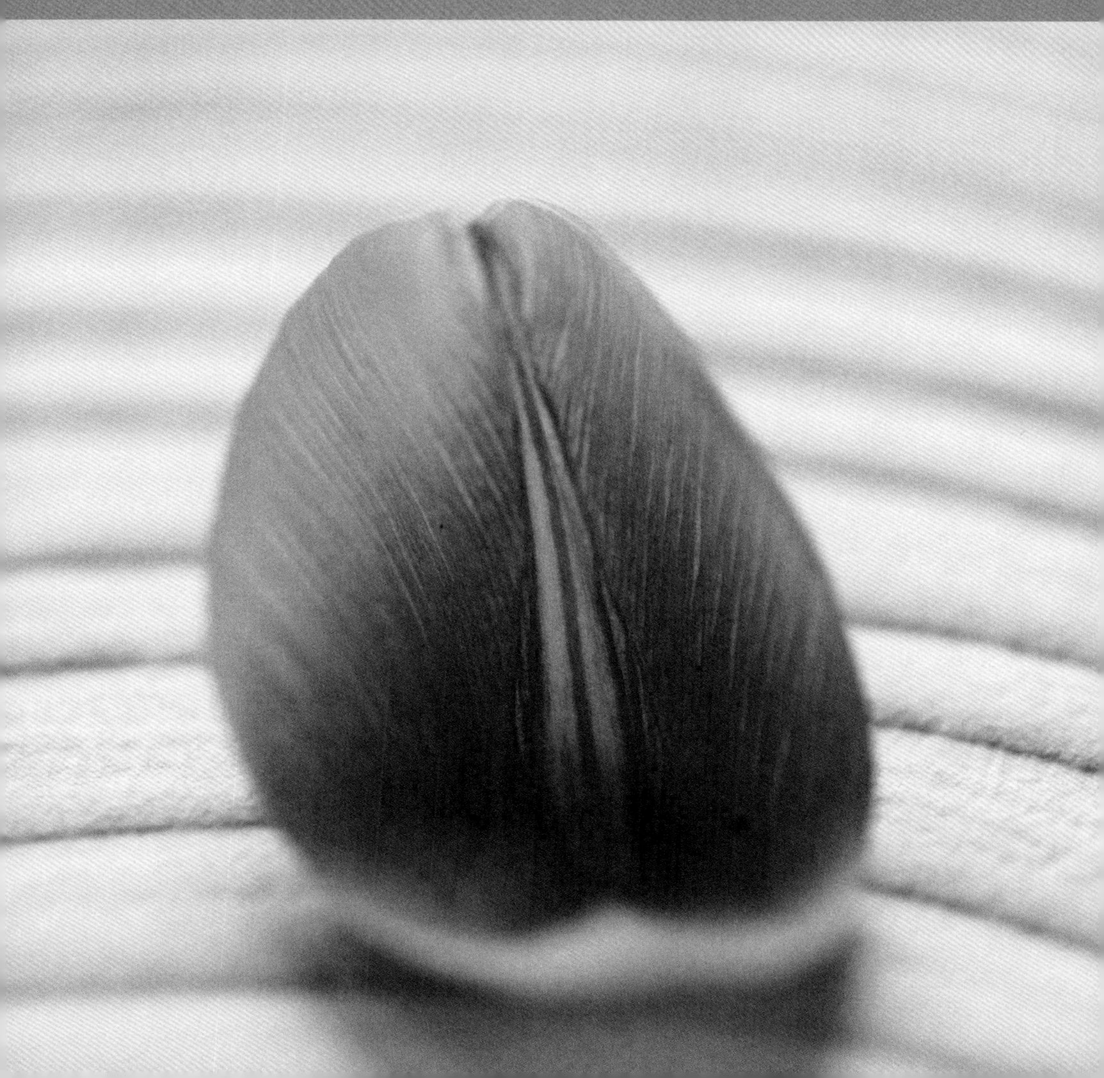

Der Sinn des Lebens besteht darin, es zu leben, Erfahrungen maximal auszukosten und sich neuen und bereichernden Erfahrungen bereitwillig und furchtlos zu stellen.
Eleanor Roosevelt

Der Alterungsprozess ist ein natürlicher Bestandteil des menschlichen Lebens. Viele Menschen halten Demenz für eine normale Begleiterscheinung des Alterungsprozesses, doch laut der Alzheimer's Association (2017a) ist dies ein Irrglaube, denn viele ältere Menschen leben ohne Demenz. Diejenigen, die eine Demenz entwickeln, erkranken aus verschiedenen Gründen. Dieses Kapitel beschreibt die einzelnen Formen der Demenz, nennt Gründe für ihr Auftreten und präsentiert allgemeine Sicherheitsbelange, die es bei der [Betreuung und] Pflege von Menschen mit Demenz oder der Arbeit mit ihnen, zu beachten gilt. Die Informationen in diesem Kapitel sind nicht allumfassend, sondern als Einführung in die behandelten Themen zu verstehen.

Der Alzheimer's Association (2017a) zufolge geht Demenz mit verschiedenartigen Symptomen einher, etwa nachlassende Gedächtnisleistung oder Kognition und Intellekt. Dies hat massive Auswirkungen auf die Fähigkeit der Betroffenen, sich an Freunde und nahestehende Menschen zu erinnern sowie Routinen und Aktivitäten des täglichen Lebens sicher und funktional durchzuführen. Die Krankheit und die damit einhergehenden Symptome sind progressiv, was bedeutet, dass die Krankheit und ihre Symptome sich mit der Zeit verschlimmern. Je nachdem, welche Hirnareale betroffen sind, manifestieren sich entsprechende kognitive, soziale, emotionale und funktionale Probleme. In der Regel treten bei Menschen mit Demenz in den einzelnen Bereichen folgende Probleme auf:

- Sicherheit (z. B. Sturzrisiko, Agitiertheit/Aggression, medizinische Komplikationen, körperliche Verletzungen, umherwandern und sich verlaufen)
- Kognition (z. B. Gedächtnis, Aufmerksamkeitsspanne, Problemlösung)
- sensorische Funktionsfähigkeit (z. B. Veränderung des Seh- und Hörvermögens und des Geschmackssinns)
- sensorische und motorische Integration und Verarbeitung (z. B. Abnahme der körperlichen Leistungsfähigkeit (deconditioning), Gleichgewichtsprobleme, Probleme mit der räumlichen Orientierung und verminderte motorische Leistungsfähigkeit)
- sensorische Präferenzen (z. B. gesteigerte oder verminderte sensorische Sensibilität)
- sensorische und aktionale Deprivation
- Rollen, Beziehungen, Selbstwert- und Identitätsgefühl

- Partizipation an Rollen, Routinen und Aktivitäten (z. B. Autofahren, Hausarbeit, Freizeitaktivitäten, berufliche oder ehrenamtliche Tätigkeiten, Feiertage begehen).

Gelegentlich treten Symptome auf, die denen einer Demenz sehr ähneln, z. B. wenn Menschen deprimiert sind, unter den Nebenwirkungen von bestimmten Medikamenten leiden, exzessiv Alkohol konsumieren, unter einschneidenden hormonalen Veränderungen, Vitaminmangel oder Schilddrüsenproblemen leiden (Alzheimer's Association, 2017a). Solche Demenzsymptome verschwinden gewöhnlich, sobald die Ursache erkannt ist und behandelt wird (Alzheimer's Association, 2017a).

1.1 Die verschiedenen Formen der Demenz

Es gibt verschiedene Formen der Demenz, doch da ungefähr 60–80 % aller Demenzfälle der Alzheimer-Demenz zuzurechnen sind, ist sie die häufigste Form. Die zweithäufigste Form ist die vaskuläre Demenz. Sie ist die Folge eines oder mehrerer Infarkte (Schlaganfälle) und zurückbleibender Hirnschäden. Diese führen zu kognitiven Beeinträchtigungen und Schwierigkeiten mit dem Leistungsvermögen und der sozialen Teilhabe (Alzheimer's Association, 2017a). Häufig haben Menschen nicht nur einen Schlaganfall, sondern mehrere, die unterschiedlich schwer sein können. Hinzu kommt, dass sie aufgrund der Unterbrechung der neurophysiologischen Abläufe Anfälle haben, die sich negativ auf die elektrischen Aktivitätsmuster im Gehirn auswirken.

Wer mit Menschen arbeitet, die Demenz haben, muss wissen, dass es verschiedene Demenzformen gibt, die in unterschiedlichen Lebensphasen auftreten können, und nicht nur im Alter. Nachfolgend werden die verschiedenen Formen der Demenz kurz skizziert:

- **Alzheimer-Demenz**
  - *Ursache:* Ablagerungen (Plaques) von Beta-Amyloid (Proteinpartikel) und Cluster von Neurofibrillen schädigen die Nervenzellen und lassen das Hirngewebe absterben.
  - *Symptome:* Fortschreitende Verschlechterung der Gedächtnisleistung und der Fähigkeit, zu kommunizieren und sich selbst und den Haushalt zu versorgen. Es werden drei Stadien unterschieden (leicht, mittel, schwer), deren Symptome in jedem Stadium an Heftigkeit zunehmen. Die einzelnen Stadien der Demenz werden weiter hinten in diesem Kapitel ausführlicher dargestellt.

- **Vaskuläre Demenz**
  - *Ursachen:* Schlaganfall und andere Gefäßprobleme
  - *Symptome:* beeinträchtigtes Urteilsvermögen, Schwierigkeiten, Entscheidungen zu treffen, zu planen oder Gedanken zu strukturieren
- **Lewy-Körperchen-Demenz**
  - *Ursache:* anormale Anhäufungen (oder Klumpen) des Proteins Alpha-Synuclein im Gehirn
  - *Symptome:* Gedächtnisverlust und Probleme mit dem Denkvermögen, die denen der Alzheimer-Demenz ähneln. Wahrscheinlicher sind jedoch anfängliche oder frühe Symptome wie Schlafstörungen, ausgeprägte optische Halluzinationen, langsamer Gang, Gleichgewichtsprobleme oder Bewegungsmuster, die an das Parkinson-Syndrom erinnern.
- **Frontotemporale Demenz**
  - *Ursache:* Abnahme der Nervenzellen in den Frontal- und Temporallappen des Gehirns
  - *Symptome:* Identitätsprobleme und verändertes Verhalten sowie Schwierigkeiten mit Sprache und Bewegung, die sich mit der Zeit verschlimmern
- **Parkinson-Krankheit**
  - *Ursache:* Cluster von Alpha-Synuclein in der Substantia nigra des Gehirns. Die Cluster führen zur Degeneration der Nervenzellen, die den Neurotransmitter Dopamin produzieren.
  - *Symptome:* Probleme mit der Bewegung, die meistens die ersten Anzeichen sind. Entwickelt sich eine Demenz, ähneln die Symptome häufig der Lewy-Körperchen-Demenz. Das Gesicht wird mit der Zeit starr oder ausdruckslos, unabhängig davon, was die Betroffenen empfinden. Menschen mit der Parkinson-Krankheit leiden außerdem häufig an Depressionen.
- **Creutzfeld-Jakob-Krankheit**
  - *Ursache:* eine schnell zum Tode führende Krankheit, die ein fehlerhaft gefaltetes Prion (Proteinpartikel) aktiviert, das einen „Dominoeffekt“ auslöst. Dieser Effekt bewirkt, dass Gehirnstrukturen sich nicht normal entfalten und in der Folge das Gehirn nicht richtig funktioniert.
  - *Symptome:* Gedächtnis- und Koordinationsprobleme sowie verändertes Verhalten
- **Normaler druckbedingter Hydrozephalus**
  - *Ursache:* Flüssigkeitsansammlung im Gehirn
  - *Symptome:* Gangunsicherheit, Gedächtnisverlust und mangelnde Miktionskontrolle
- **Chorea-Huntington**
  - *Ursache:* eine Erbkrankheit, die sich durch Proteinanomalien im Gehirn manifestiert

  - *Symptome:* anormale, unwillkürliche Bewegungen, massive Abnahme des Denk- und Urteilvermögens, Reizbarkeit, Depressionen und andere Stimmungsschwankungen
- **Wernicke-Korsakoff-Krankheit**
  - *Ursache (sehr oft):* massiver Alkoholkonsum über lange Zeit und bedrohlicher Mangel an Thiamin (Vitamin B_1)
  - *Symptome:* gravierende Gedächtnisprobleme, andere Bereiche sind jedoch weniger betroffen
- **Mischformen**
  - Zwei oder mehr Demenzformen (z.B. Alzheimer-Demenz und normaler druckbedingter Hydrozephalus) treten gleichzeitig auf.

1.2 Die Stadien der Demenz

In der Literatur werden die einzelnen Stadien der Demenz ausgiebig beschrieben. Die Stadien der Demenz zeigen, wie sich die Krankheit im Laufe der Zeit entwickelt und welche Symptome und Verhaltensweisen in der Regel auftreten. Demenz wird gewöhnlich in drei Stadien dargestellt: Frühstadium, mittleres Stadium und fortgeschrittenes Stadium (Alzheimer's Association, 2017a). Die folgenden Symptome der Demenz sind in den einzelnen Stadien häufig zu beobachten:

- **Frühstadium (leichte kognitive Beeinträchtigung) :**
  - Die Betroffenen können noch ohne fremde Hilfe funktionieren.
  - Gelegentlich treten Wortfindungsprobleme auf.
  - Gelegentlich treten Gedächtnisprobleme auf.
  - Sie vergessen Namen und wo sie bestimmte Dinge aufbewahren.
  - Es fällt ihnen schwerer, zu planen und zu organisieren.
  - Ängste, Gereiztheit und Depressionen nehmen zu.
- **Mittleres Stadium (mittlere kognitive Beeinträchtigung):**
  - Die Betroffenen haben Probleme, sich an Dinge aus der eigenen Lebensgeschichte zu erinnern.
  - Sie haben Schwierigkeiten mit der zeitlichen (Datum, Jahreszeit) und örtlichen Orientierung (Wohnort/Aufenthaltsort/eigene Telefonnummer).
  - Sie brauchen Hilfe bei der Auswahl der jahreszeitlich passenden Kleidung.
  - Sie neigen dazu, umherzuwandern oder sich zu verlaufen.
  - Verändertes Schlafverhalten.
  - Sie haben Schwierigkeiten, Blase/Darm zu kontrollieren.

  - Persönlichkeit und Verhalten verändern sich (sie sind argwöhnisch, zwanghaft, niedergeschlagen und zeigen repetitive Verhaltensweisen).
  - Sie erzählen Geschichten immer wieder, ohne sich dessen bewusst zu sein.
- **Fortgeschrittenes Stadium (massive kognitive Beeinträchtigung):**
  - Die Betroffenen leiden unter Halluzinationen und Wahnvorstellungen.
  - Sie haben beträchtliche Schwierigkeiten, auf die vertraute Umgebung zu reagieren.
  - Sie brauchen rund um die Uhr Unterstützung bei der täglichen Körperpflege.
  - Sie haben Schwierigkeiten, mit anderen umzugehen und zu kommunizieren/eine Unterhaltung fortzusetzen (Worte zu finden oder Sätze zu artikulieren).
  - Sie können sich nicht an kurz zuvor Erlebtes erinnern.
  - Sie können die eigene Umgebung nicht erkennen.
  - Sie brauchen sehr viel Unterstützung bei der Durchführung von Aktivitäten des täglichen Lebens und der Körperpflege.
  - Ihre körperliche Funktionsfähigkeit verändert sich, z. B. die Fähigkeit, zu gehen, zu sitzen und irgendwann auch zu schlucken.
  - Schlafstörungen nehmen zu.
  - Ihre Widerstandsfähigkeit gegen Infektionen, insbesondere Lungenentzündungen, lässt nach.
  - Ihre Persönlichkeit verändert sich (Wut, Aggression, Agitiertheit, emotionale Belastung nehmen zu).

In den Frühstadien der Demenz können die Betroffenen meist zu Hause bleiben, wenn sie von Familienangehörigen und Freunden unterstützt werden. Verschlimmern sich die Symptome, können einige Betroffene mit häuslicher und externer Unterstützung in demenzfreundlichen Gemeinden zu Hause bleiben, während andere mehr Pflege in Anspruch nehmen müssen (z. B. in Einrichtungen mit Betreuungsmöglichkeiten, Tagespflegestätten oder qualifizierten Pflegeeinrichtungen). Ist die Verschlimmerung der Symptome so weit fortgeschritten, dass Sicherheitsbelange und ein höheres Maß an Unterstützung eine Rolle spielen, kommen die Betroffenen häufig in qualifizierte Pflegeeinrichtungen oder andere Einrichtungen, in denen sie 24 Stunden beobachtet und betreut werden können. Verschlimmern sich die Symptome noch weiter, zeigen die Betroffenen möglicherweise gefährliche, paranoide oder aggressive, sogenannte „herausfordernde" Verhaltensweisen. In solchen Situationen brauchen sie Interventionen, die sie stärken, besänftigen und aufbauen. In den fortgeschrittenen Stadien beeinträchtigt die Demenz auch die körperliche Funktionsfähigkeit, z. B. die Fähigkeit zu gehen, Speisen herunterzuschlucken und ohne Unterstützung und Überwachung aufrecht zu sitzen. **Tabelle 1-1** gibt einen Überblick über die einzelnen Stadien der Demenz und die typischen Veränderungen.

Lassen Kognition und Verlässlichkeit der Sinne weiter nach, nutzen die Betroffenen meistens besser funktionierende sensorische Systeme, um das, was sie erleben, zu verstehen. Ist beispielsweise das Hörvermögen beeinträchtigt, verlassen sie sich mehr auf ihre Sehfähigkeit oder ihre anderen Sinne.

[Im deutschsprachigen Raum wird gerne auf die Reisbergskala zurückgegriffen, die mit Hilfe von sieben Stufen die Beeinträchtigungen durch die Demenzerkrankung erfasst. Der vermeintlich kontinuierlichen Verschlechterung, die die Reisbergskala impliziert, widersprechen praktische Erfahrungen, die intermittierende und wechselhafte Verläufe beobachten. Vergleiche: https://www.alz.org/de/stadien-der-alzheimer-krankheit.asp, Anm. d. dt. Herausgebers.]

Tabelle 1-1: Die Stadien der Demenz

Stadium der Demenz	Symptome und Verhaltensweisen
Frühstadium (leichte Beeinträchtigung)	• Vergesslichkeit und Probleme mit dem Kurzzeitgedächtnis • versucht, Gedächtnisprobleme zu kaschieren • zunehmende Konzentrationsprobleme • episodisches Auftreten von Angst und Depression ist möglich
Mittleres Stadium (mittlere Beeinträchtigung)	• stärker ausgeprägte Gedächtnisprobleme (Wiedererkennen von Personen, Ablauf der Zeit) • Probleme, sich selbst und den Haushalt zu versorgen (sich anziehen, kochen, Umgang mit Geld, einkaufen, schlafen) • Enthemmtheit und andere Verhaltensprobleme • Probleme mit dem Sehvermögen und der räumlichen Orientierung • beginnende Probleme mit der Balance
Fortgeschrittenes Stadium (massive Beeinträchtigung)	• Schwierigkeiten, einfache Entscheidungen zu treffen • Kommunikationsprobleme • starke Beeinträchtigung von Mobilität, Kraft, Balance und Koordination • zunehmende Steifheit der Bewegungen und erhöhtes Sturzrisiko • Schwierigkeiten beim Essen, Schlucken und allen Aktivitäten, die die Selbstversorgung betreffen

Was die Betroffenen brauchen, sind sensorische Wegweiser in der Umgebung, die ihnen die Orientierung erleichtern, ein Gefühl der Sicherheit vermitteln und sie befähigen, an den Routinen und Aktivitäten des täglichen Lebens teilzunehmen.

1.3 Halluzinationen, Wahnvorstellungen und Paranoia

Menschen in den mittleren bis fortgeschrittenen Stadien der Demenz leiden oft unter Halluzinationen, Wahnvorstellungen und Paranoia. Probleme mit dem Hör- und Sehvermögen erschweren die Identifizierung und Interpretation von Sinneswahrnehmungen in der materiellen Umgebung und können zu Fehleinschätzungen führen. Halluzinationen sind dagegen irreale Wahrnehmungen, das heißt die Betroffenen nehmen Dinge ohne externen Stimulus wahr (Alzheimer's Association, 2017b; Teeple, Caplan & Stern, 2009). Bedingt durch die Veränderungen in ihrem Gehirn sind Menschen mit Demenz häufiger von Halluzinationen und Wahnvorstellungen betroffen.

Wahnvorstellungen sind Gedanken, die von den Betroffenen als real wahrgenommen werden, es de facto jedoch nicht sind (Alzheimer's Association, 2017b). Ein Beispiel hierfür wäre etwa die Überzeugung, Kontakt zu einer Person zu haben, obwohl dies nicht der Realität entspricht. Wahnvorstellungen können auch in Kombination mit Paranoia auftreten. Auslöser paranoider Gedanken ist Misstrauen, was bei Menschen mit Demenz häufig vorhanden ist. Ein Beispiel: Sie glauben, man hätte sie bestohlen, obwohl es nicht stimmt. Menschen mit Demenz müssen unter ihren Halluzinationen, Wahnvorstellungen und paranoiden Gedanken nicht zwangsläufig leiden, aber sie können große Verzweiflung, Agitiertheit und Aggression bei ihnen auslösen (Alzheimer's Association, 2017b). Es ist jedoch gut nachvollziehbar, dass Probleme mit dem Gedächtnis und der sensorischen Verarbeitung in Kombination mit Halluzinationen, Wahnvorstellungen oder Paranoia die Welt als einen erbarmungslosen und beängstigenden Ort erscheinen lassen können.

1.4 Die Stressreaktion

Verantwortlich für die Stressreaktion ist das vegetative Nervensystem, das die körperlichen Funktionen und den Grad der Erregung an die Erfahrungen und Wahrnehmungen anpasst. Die Stressreaktion wird ausgelöst, wenn eine Person überstimuliert wird oder überwältigende Erfahrungen macht. Wahrgenommener Stress kann verschiedene Ursachen haben und Menschen, die verletzlich sind und ihre Gefühle nicht beeinflussen können, reagieren mit Angst, Agitiertheit und Aggression. Menschen, die deprimiert sind oder deren Nervensystem mehr Stimulation braucht, um Informationen zu verarbeiten, reagieren ebenfalls mit Stress und Angst oder entwickeln Probleme mit der Aufmerksamkeitsspanne. Sensorische Ansätze zielen unter anderem darauf ab, die Muster der sensorischen Verarbeitung zu erkennen und zu ermitteln, welche sensorischen Strategien und Aktivitäten helfen, die Stressreaktion unter Kontrolle zu halten, um die Selbstregulierung und Sicherheit zu stärken.

1.5 Die Arbeit mit Menschen, die Demenz haben

Für Menschen, die sich gerne um andere kümmern und gerne Zeit mit älteren Menschen verbringen, ist die Arbeit mit Klienten, die Demenz haben, sehr bereichernd! Die Arbeit mit diesen Klienten kann Freude bereiten, herausfordernd und zutiefst erfüllend sein, egal ob ein nahestehender Angehöriger zu Hause, gemeindenah oder in einer qualifizierten Pflegeeinrichtung betreut wird. An den meisten Tagen wird alles reibungslos ablaufen, aber, wie in jedem Bereich der Praxis, wird es auch schwierige Zeiten geben. Wenn Klienten unter Gedächtnisproblemen, Paranoia, Unruhe und möglicherweise Agitiertheit leiden, sind Training, Tools oder „Werkzeuge" und Unterstützungsmöglichkeiten gefragt, um ihnen zu helfen und um für eine sichere und therapeutische Umgebung zu sorgen. In diesen Fällen braucht es pflegerische Maßnahmen, die gewährleisten, dass sich alle wohl, sicher und unterstützt fühlen.

In letzter Zeit gibt es immer mehr Initiativen, deren Ziel es ist, Demenz zu verhüten und die Qualität der Pflege von Menschen mit Demenz zu verbessern. Bemühungen, die Qualität der Pflege zu verbessern, sind häufig der Anstoß für staatliche, nationale und internationale Aktivitäten. Organisationen wie die Alzheimer's Association listen auf ihren Websites Quellen auf, die einen Überblick über die einzelnen Forschungsansätze sowie die besten und vielversprechendsten Maßnahmen geben.

Einige Länder investieren beträchtliche Mittel in die Erforschung bestimmter Praktiken, die bei Menschen mit Demenz angewendet werden. Beispiele für erforschte Praktiken sind: Wegsperren, Fixierung oder auch die übermäßige Verabreichung von Antipsychotika, die manchmal als chemische Fixierung genutzt werden (Gitlin, Kales & Lyketsos, 2012; US Food and Drug Administration, 2013). Einige dieser Praktiken dienen angeblich der Sicherheit der Betroffenen, doch sie sind oft alles andere als human oder von therapeutischem Nutzen für die Betroffenen. Denn sowohl die Mitarbeiter als auch die Klienten tragen häufig Verletzungen davon, wenn Klienten fixiert oder weggesperrt werden. In den folgenden Abschnitten werden einige der oben erwähnten Initiativen zur Bekämpfung der beschriebenen Praktiken vorgestellt. Sensorisch basierte Ansätze und integrative Modelle, wie

z. B. das Sensory Modulation Program (SMP), sprich, ein Programm zur sensorischen Modulation, sind therapeutische Ansätze, die geeignet sind, Interventionen wie freiheitsbeschränkende Maßnahmen und Übermedikalisierung [Hinweise hierzu finden sich in der sogenannten „PRISCUS-Liste“ potenziell unangemessener Medikamentengaben für ältere Menschen. Anm. d. dt. Hrsg.] zu reduzieren. Sensorisch basierte Ansätze, die fachkundig und verantwortungsvoll verschiedenartige Optionen für die einzelnen Sinne anbieten, kommen bei Menschen mit Demenz immer häufiger zum Einsatz, und dies mit Erfolg, denn die Betroffenen fühlen sich ruhiger, unterstützt und gestärkt (Champagne, 2011; Klages, Zecevic, Orange & Hobson, 2011). Sensorisch basierte Ansätze sind Teil der Bewegung, die sich für nicht pharmakologische Interventionen bei Menschen mit Demenz engagiert (Grasel, Wiltfang & Kornhuber, 2003; Hulme, Wright, Crocker, Oluboyede & House, 2010; Kong, Evans & Guevara, 2009; Kverno, Black, Nolan & Rabins, 2009; Robinson, Hutchins, Dickinson, Corner, Beyer, Finch ... Boud, 2007).

1.6 Freiheitsentziehende Maßnahmen beschränken

Freiheitsentziehende Maßnahmen, wie Fixierungen und Isolationsmaßnahmen, werden gelegentlich zum Schutz von Menschen mit Demenz eingesetzt (z. B. um zu verhindern, dass sie stürzen, sich ein medizinisches Gerät entfernen oder sich selbst oder andere verletzen). Es gibt chemische (z. B. Medikamente), physikalische (z. B. Festhalten), mechanische (z. B. Handgelenksfixierungen) oder in der Umgebung installierte (z. B. Serviertabletts, Sperren) *Fixierungen*. Solche gegen den Willen der Betroffenen eingesetzten Fixierungen können von den Klienten nicht leicht entfernt oder vermieden werden. Sie schränken ihre Bewegungsfreiheit oder den Zugang zum eigenen Körper oder zu dem von anderen ein. *Isolationsmaßnahmen* bedeuten eine unfreiwillige räumliche Isolation, z. B. wird die Person in einen Raum gebracht, den sie nicht verlassen kann, und sich selbst überlassen. Die Initiative, die sich für die Beschränkung von Fixierungen und Wegsperren einsetzt, ist Teil einer größeren und umfassenderen internationalen Initiative, deren Ziel es ist, den Einsatz solcher an Gewalt und Strafe erinnernden Interventionen zu beschränken und stattdessen eine an Traumata orientierte, unterstützende und stärkende Pflegekultur zu schaffen (National Executive Training Institute [NETI], 2003, 2009). Diese Initiative hat ihren Ansatz zuerst in psychiatrischen Settings umgesetzt und später auch andere Personengruppen und Settings einbezogen, unter anderem solche, die Dienstleistungen für Menschen mit Demenz anbieten (Champagne, 2011). [Sowohl in Deutschland, der Schweiz und in Österreich bedürfen freiheitsentziehende Maßnahmen einer richterlichen Anordnung. Anm. d. Lek.]

Sensorisch basierte Ansätze gelten als geeignet, den Einsatz von freiheitsbeschränkenden Maßnahmen zu beschränken und die Arbeit mit ganzheitlichen, stärkenden und traumaorientierten pflegerischen Maßnahmen zu fördern (Champagne, 2011; Champagne & Stromberg, 2004).

1.7 Traumaorientierte Pflege

Traumaorientierte Pflege „kennt und berücksichtigt sowohl die neurologischen, biologischen, psychologischen und sozialen Auswirkungen von Traumata und Gewalt auf Menschen als auch das Ausmaß, in dem die Empfänger der Dienstleistungen davon betroffenen sind“ (National Association of State Mental Health Program Directors [NASMHPD], 2000, S. 1).

Traumaorientierte Pflege setzt auch darauf, dass die durch das Trauma verursachten Symptome Teil der Durchführung des Pflegeprozesses sind, dass die Pflege kooperativ und auf die jeweiligen Bedürfnisse und Ziele des Klienten zugeschnitten ist.

Viele Menschen mit Demenz haben in ihrer Lebensgeschichte Traumata erfahren (z. B. Krieg, häusliche und medizinisch bedingte Gewalt), weshalb traumatische Ereignisse, Symptome, Trigger [damit sind Sinneseindrücke gemeint, die unangenehme Gefühle, Erinnerungen oder Verhaltensweisen auslösen, die an eine vergangene negative Erfahrung erinnern. Anm. d. dt. Hrsg.] oder Empfindlichkeiten, die ein Klient hat oder zu verschiedenen Zeitpunkten in seinem Leben hatte, unbedingt zu beachten sind. Für viele ist schon die Tatsache, Demenz zu haben und die vielen negativen Auswirkungen dieser Krankheit auf ihr Leben ertragen zu müssen, eine traumatische Erfahrung.

Aus diesen Gründen ist traumaorientierte Pflege eine internationale Initiative, die auch für die Demenzpflege von großer Bedeutung ist.

Um die Ziele dieser beiden Initiativen – Maßnahmen wie Fixierungen und Wegsperren zu reduzieren und traumaorientierte Pflege anzubieten – zu verwirklichen, müssen innovative, Erfolg versprechende und evidenzbasierte Praktiken entwickelt und erforscht werden, damit stärkende und unterstützende Interventionen und Pflegeumgebungen angeboten werden können. Die Anbieter von Gesundheitsleistungen suchen dringend nach Interventionen, die Maßnahmen wie Fixierungen und Wegsperren überflüssig machen. Sensorisch basierte Ansätze sind Strategien, die bei der Reduzierung dieser Praktiken gute Dienste leisten (Champagne, 2011; LeBel & Champagne, 2010).

1.8 Internationale Initiativen in der Pflege von Menschen mit Demenz

In den USA, Kanada, Australien und im Vereinigten Königreich [sowie in deutschsprachigen Ländern. Anm. d. Lek.] gibt es nationale Initiativen (sowie Standards und Gesetze), die es sich zur Aufgabe gemacht haben, nicht pharmakologische Interventionen zu propagieren und den Einsatz von freiheitsentziehenden Maßnahmen in bestimmten Populationen, zu denen auch Menschen mit Demenz gehören, zu reduzieren. Eines der Ziele der Initiative zur Beschränkung von Fixierungen und Isolationsmaßnahmen besteht darin, den Einsatz von Antipsychotika bei älteren Menschen mit Demenz zu reduzieren. Ein Beispiel: In Kanada gründet die Canadian Foundation for Healthcare Improvement Langzeitpflegeeinrichtungen und die Regierungen der einzelnen Provinzen setzen sich dafür ein, die Kultur der Übermedikalisierung von älteren Menschen mit Demenz zu verändern (CFHI, 2014). Die Übermedikalisierung von Menschen mit Demenz ist ein Versuch, aggressives oder schwieriges Verhalten einzudämmen. Die CFHI propagiert, auf das Verhalten von Menschen mit Demenz in Langzeitpflegeeinrichtungen mit individualisierten, alternativen, nicht pharmakologischen Unterstützungsprogrammen zu reagieren. Um diesen Empfehlungen zu entsprechen, brauchen die Anbieter von Gesundheitsleistungen umfassende Informationen über die Lebensgeschichte der Klienten, sie müssen regelmäßig die Medikation überprüfen und, je nach Bedarf, als Pflegeteam mit dem Klienten, den Familienangehörigen und früheren Betreuungspersonen zusammenarbeiten. Dieser Arbeitsaufwand wird diejenigen, die mit den Klienten und deren Familien zusammenarbeiten, in die Lage versetzen, auf die Klienten zugeschnittene Dienstleistungen anzubieten, die die Pflegequalität und die Lebensqualität der Bewohner erhalten und verbessern. Der sachkundige Umgang mit sensorischen Ansätzen kann den Organisationen helfen, diese Ziele zu erreichen, denn schließlich sind die meisten nicht pharmakologischen Interventionen ihrem Wesen nach sensorisch basiert. Bei der Arbeit mit sensorisch basierten Ansätzen geht es also vorrangig um eine gezielte Anwendung, die es ermöglicht, für die Menschen mit Demenz und ihre Familienangehörigen einen weitestgehend individualisierten und hilfreichen Therapieplan zu entwickeln.

Wie die kanadische Initiative hat 2013 auch der National Health and Medical Research Council in Australien reagiert und eine Partnerschaft für die Arbeit mit älteren Menschen initiiert, die an kognitiven Problemen und den damit einhergehenden funktionalen Beeinträchtigungen leiden. Die Initiative gewann an Boden, als bekannt wurde, dass 9 % der australischen Bevölkerung über 65 von irgendeiner Form der Demenz betroffen sind. Oberstes Ziel dieser Initiative musste daher lauten, Praxisrichtlinien für die Arbeit mit Menschen in Gemeinden, Krankenhäusern und Pflegeheimen zu entwickeln (Laver, Cumming, Dyer, Agar, Anstey, Beattie, ... Yates, 2016).

Auch die USA und das Vereinigte Königreich bereiten rund um die Bedürfnisse von Menschen mit Demenz Initiativen vor, deren Ziele und Finanzierung mit denen von Kanada und Australien vergleichbar sind. Die USA beispielsweise haben eine wichtige Forschungsinitiative gestartet, deren Ziel es ist, die Alzheimer-Krankheit zu verhüten und nach Behandlungsmöglichkeiten für Menschen mit dieser Form der Demenz zu suchen (US Department of Health and Human Services [USDHHS], 2013). Die USA haben außerdem Gesetze verabschiedet, die Menschen mit Demenz den Zugang zu innovativen Therapien und Ressourcen erleichtern, wozu auch *spezielle Pflegeeinheiten* gehören, die Folgendes anbieten (Reimer, Slaughter, Donaldson, Currie & Eliasziw, 2004; Responsible Reform for the Middle Class, 2010):

- verbesserte Pflege durch Berücksichtigung der sozialen und materiellen Umgebung
- medizinische Versorgung
- sinnvolle Aktivitäten
- mehr persönliche Kontakte.

Das Vereinigte Königreich bietet eine Web-Ressource mit Pflegerichtlinien für verschiedenartige Störungen und Krankheiten, inklusive Demenz, an (National Institute für Health and Care Excellence [NICE], 2017). (Zusätzliche Auskunft in Form von Literatur, Weblinks und Adressen finden Sie in den Abschnitten „Weiterführende Informationen (englisch)" und „Weiterführende Informationen (deutsch)" ab Seite 187 bzw. 193.). Es gab und gibt also durchaus Versuche, effizientere und humanere Strategien für die Arbeit mit Menschen mit Demenz zu finden.

[Vgl. Dt. Bundesministerium für Gesundheit: Rahmenempfehlungen zum Umgang mit herausforderndem Verhalten bei Menschen mit Demenz in der stationären Altenhilfe von 2006. Die Rahmenempfehlungen führen eine Vielzahl von Konzepten, Ansätzen und Strategien auf, die in der Arbeit mit demenzkranken Menschen einsetzbar sind. Das Heim Sonnweid/Wetzikon in der Schweiz entwickelte vor Jahren eine demenzgerechte Architektur, die auf die besonderen Lebens- und Wohnbedürfnisse der Personengruppe von Menschen mit Demenz ausgerichtet ist. Die Nationale Demenzstrategie der Schweizerischen Eidgenossenschaft von 2014–2019 will die Betreuung und Pflege sowie die Lebensqualität von Demenzbetroffenen verbessern. Nahezu alle Länder der europäischen Union haben eigene nationale Programme zur Verbesserung der Lebensqualität von Menschen mit Demenz ins Leben gerufen, z.B. Österreich, Deutschland, Slovenien u.a. Anm. d. dt. Hrsg.].

Wir sind auf unsere Sinne angewiesen, um Dinge wahrzunehmen und mit anderen zu kommunizieren (Champagne, 2017). Sensorische Strategien gelten als innovativer und vielversprechender therapeutischer Ansatz, der geeignet ist, den Einsatz von Fixierungen und Wegsperren zu reduzieren und überflüssig zu machen (National Executive Training Institute, 2003, 2009). Das SMP ist ein Modell, das den Einsatz sensorisch basierter Strategien in allen Pflegesystemen und Konsumentenpopulationen ermöglicht (Champagne, 2011; Champagne & Stromberg, 2004).

Bei der Arbeit mit sensorisch basierten Strategien geht es darum, die effizientesten sensorischen Strategien auszuwählen; dies erfordert einen individualisierten Ansatz sowie ein Assessment der sensorischen Integration und Verarbeitung. Um gemeinsam individualisierte therapeutische Ziele und Pläne entwickeln zu können, müssen zunächst die sensorischen Muster und Präferenzen des Klienten ermittelt werden. Ist der Klient nicht in der Lage, sich selbst am Assessment zu beteiligen, können autorisierte Betreuungspersonen und Familienangehörige bei der Sammlung relevanter Informationen behilflich sein. Sensorische Ansätze dienen auch dazu, die Gestaltung und materielle Umgebung von Pflege-Settings (stationäre Einheiten, Tagesprogramme, Langzeitpflege), die Menschen mit Demenz ihre Dienstleistungen anbieten, zu verbessern.

Das SMP ist ein komplexes Modell, dessen Komponenten auf individueller und programmatischer Ebene die Entwicklung umfassender, sensorisch stärkender Ansätze ermöglichen (Champagne, 2011). Das SMP stellt Ressourcen bereit, die Familienangehörige, Betreuungspersonen, Organisationen und Gesundheitsfachleute nutzen können, um für Menschen mit Demenz nicht pharmakologische Interventionen zu entwickeln. Bevor Sie das SMP am Arbeitsplatz anwenden, sollten Sie unbedingt ein Training bei Fachleuten absolvieren, die Erfahrung mit sensorisch basieren Ansätzen haben. In **Kapitel 3** wird das SMP ausführlich vorgestellt.

2 Sensorische Verarbeitung in Abhängigkeit vom Alterungsprozess

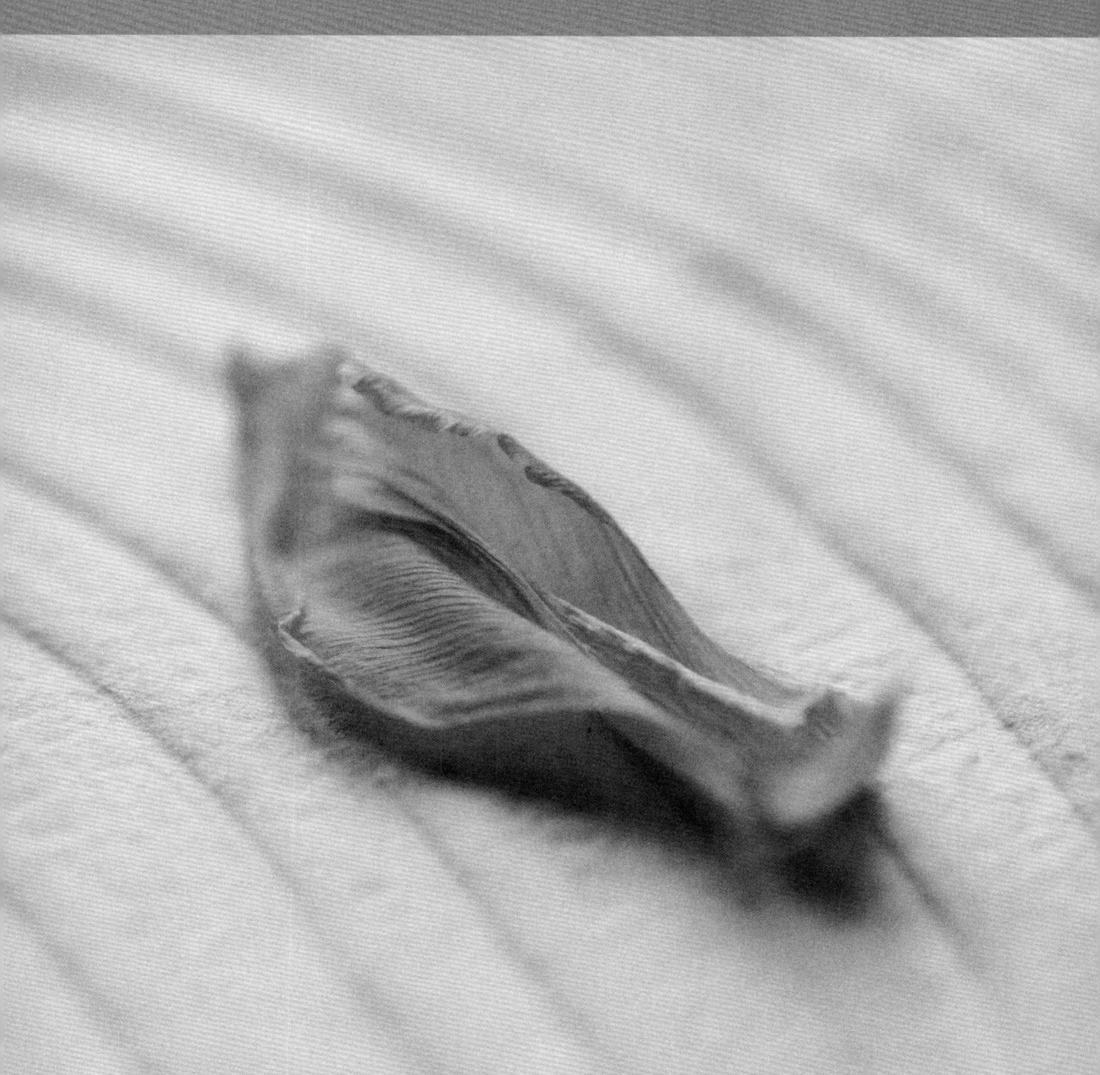

In der Welt der Wahrnehmung ist die Gegenwart unendlich.
Charles V.W. Brooks

Sinneswahrnehmungen sind Energien oder Informationen, auf die die zuständigen Rezeptoren (Nervenendigungen) der einzelnen sensorischen Systeme (Augen, Ohren, Nase, Mund, Haut, Muskeln und Gelenke) ansprechen. Die Wahrnehmung sensorischer Stimuli ist der erste Schritt eines Prozesses, in dessen Verlauf sensorisch basierte Informationen aus der materiellen Umgebung und dem Körper aufgenommen und integriert werden, um sie nutzbar zu machen. Sensorische Rezeptoren befinden sich in jedem sensorischen System. Sie entscheiden darüber, wie effizient sensorische Stimuli wahrgenommen und an das Gehirn weitergeleitet werden. Probleme auf der Rezeptorebene wirken sich auf die Schärfe der Sinne aus, während die höheren Ebenen der sensorischen Verarbeitung nicht davon berührt werden, das heißt eine kurzsichtige Person kann mit der richtigen Brille weiter entfernte Objekte besser sehen. Hat die Person dagegen Probleme mit der sensorischen Integration und Verarbeitung, verbessert die Brille ihr Sehvermögen (die visuelle Wahrnehmung) nicht. Es ist wichtig, den Unterschied zwischen der effizienten Wahrnehmung sensorischer Stimuli (auf der Rezeptorebene) und der im Gehirn erfolgenden sensorischen Integration und Verarbeitung zu verstehen. Mit zunehmendem Alter lässt die Effizienz eines, mehrerer oder sogar aller sensorischen Rezeptoren nach. Ursachen sind die Abnahme der körperlichen Leistungsfähigkeit (deconditioning), Verletzungen, Krankheiten oder das Altern. Abgesehen von Problemen mit dem Sehvermögen haben Menschen mit Demenz häufig Probleme mit der Verarbeitung sensorisch basierter Informationen.

Sobald der sensorische Input von den verschiedenen sensorischen Rezeptoren wahrgenommen und zum Stammhirn (an der Basis des Gehirns) weitergeleitet wird, konvergieren die Nervenimpulse, divergieren dann im Mittelhirn und transportieren die Informationen zu den höheren Hirnarealen im Cortex. Dort werden die „sensorischen Rohdaten" integriert. Diese Integration entscheidet darüber, wie wir Erfahrungen und uns selbst in unserer Beziehung zur Welt wahrnehmen. Die Sinneswahrnehmung hat auch einen großen Einfluss auf die Perzeption, ein Prozess, in dessen Verlauf das Gehirn alle Sinneswahrnehmungen (Energien oder Informationen) selektiert, organisiert und interpretiert (Freeman, 2000). Die Begriffe sensorische Integration und Verarbeitung werden häufig synonym verwendet, wenn die Verarbeitung im Nervensystem gemeint ist, die nicht auf der für das Sehvermögen zuständigen Rezeptorebene erfolgt. Demenz schädigt das Gehirn und beeinträchtigt somit auch die sensorische Integration und Verarbeitung. Die Krankheit tritt gewöhnlich in höherem Lebensalter auf, wenn viele Menschen sowohl Probleme mit dem Sehvermögen (Rezeptorebene) als auch Probleme mit der sensorischen Integration und Verarbeitung (höhere Hirnareale) haben.

Unabhängig von ihrem Alter und ihren Fähigkeiten brauchen Menschen täglich eine Fülle von verschiedenartigen sensorischen Erfahrungen, denn Sinnenwahrnehmungen stärken unser Nervensystem (Ayres, 1979). Sensorisch stärkende Erfahrungen vermitteln uns ein Gefühl der Sicherheit und Orientiertheit und sie befähigen uns, Beziehungen einzugehen, Rollen auszuüben sowie Routinen und Aktivitäten durchzuführen. Menschen mit Demenz brauchen häufig Betreuungspersonen, die ihnen angenehme, aktive, abwechslungsreiche und speziell auf ihre Bedürfnisse zugeschnittene sensorische Erfahrungen ermöglichen. Darüber hinaus sorgen sie für eine humane, sichere und ganzheitliche Umgebung. Diese Fähigkeit, verschiedenartige sensorische Erfahrungen sicher und sachkundig anzubieten erfordert Kenntnisse über: (1) die sensorischen Systeme, (2) die Art und Weise, wie das Gehirn sensorische Informationen integriert und verarbeitet, (3) Sicherheitsaspekte, (4) die Auswirkungen von Alterungsprozess und Demenz und (5) das Sensory Modulation Program und seine Komponenten.

2.1 Sensorische Systeme und Alterungsprozess

Die meisten Menschen kennen die fünf sensorischen Systeme, doch in Wirklichkeit gibt es acht: das propriozeptive, das vestibuläre, das taktile, das visuelle, das auditorische, das olfaktorische, das gustatorische und das interozeptive System. Es ist wichtig, die Funktion der einzelnen sensorischen Systeme genau zu kennen, denn erst dann kann man verstehen, was jedes System zur Funktionsfähigkeit und Lebensqualität beisteuert.

Vorraussetzung für die Entwicklung sensorisch stärkender Interventionen sind Kenntnisse darüber, welcher sensorische Input für die jeweiligen therapeutischen Ziele infrage kommt. Ein Beispiel: Menschen, die Probleme mit der Körperwahrnehmung haben, kann mit Aktivitäten oder Modalitäten, die Spaß machen und eine Fülle von taktilem und propriozeptivem Input bieten, dabei geholfen werden, ihren Körper besser zu spüren (z.B. eine Maniküre, einen Hund streicheln, verschiedenartige Stoffe sortieren, ein mit Getreide, Hülsenfrüchten, Pflanzenkernen oder Sand beschwertes Schoßkissen benutzen).

2.1.1 Das propriozeptive System

Haben Sie sich schon einmal gefragt, wie es kommt, dass Sie sich – ohne groß darüber nachdenken zu müssen – in Ihrem Körper verwurzelt und in der Welt fest verankert fühlen? Wie wäre es wohl, ohne dieses Gefühl zu leben oder zu spüren, dass die Selbstwahrnehmung nachlässt? Der propriozeptive sensorische Input ermöglicht die Körperwahrnehmung, -haltung und -bewegung. Er informiert uns über unseren „Fühlsinn" im Körper, wo wir uns räumlich und zeitlich gerade befinden. Die sensorischen Rezeptoren des propriozeptiven Systems werden auch als Propriozeptoren bezeichnet. Propriozeptoren sind die Rezeptoren des propriozeptiven Systems, die sich in allen Muskeln, Bändern, Sehnen, Gelenken sowie im Bindegewebe und in den Faszien des Körpers befinden. Ihre Muskeln sind also wichtige Sinnesorgane. Menschen, die sich, aus welchen Gründen auch immer, nicht ausreichend bewegen, werden unbeweglich und ihre körperliche Leistungsfähigkeit nimmt ab, mit der Folge, dass das propriozeptive System nicht mehr effizient funktionieren kann. [Der Grund ist die Verklebung der faszialen Strukturen, die als elastisches Netzwerk den ganzen Körper durchziehen. Wenig Bewegung, langes Sitzen und Liegen befördern diesen Prozess. Regelmäßige, federnde dehnende Bewegungen und Berührungen im Rahmen z.B. der manuellen Therapie oder Gymnastik können die Elastizität der Faszien wiederherstellen. Der elastische Umbau des Fasziengewebes ist bis ins hohe Alter möglich (Schleip, 2004). Anm. d. dt. Hrsg.]

Mit zunehmendem Alter werden die Muskeln und die Kräfte abgebaut. Gründe sind:

- eingeschränkte Beweglichkeit, bedingt durch Schmerzen (z.B. Arthritis)
- Verletzungen (z.B. Brüche)
- Abnahme der körperlichen Leistungsfähigkeit (deconditioning), [Sarkopenie (Muskelschwund) sowie beginnende Gebrechlichkeit (frailty). Anm. d. Lek.]
- altersbedingt geringere Produktion der das Muskelwachstum fördernden Hormone
- sowie zahlreiche andere degenerative Störungen (Levin, 2016).

Zudem treten im Alter oft noch andere neurophysiologische Veränderungen auf, die die Abnahme der körperlichen Leistungsfähigkeit, die Schwäche und Muskelatrophie (Schwund des Muskelgewebes) weiter verstärken (Campellone, 2016; Levin, 2016). Menschen, die aufgrund von Bewegungsmangel eine Muskelatrophie entwickeln, können ihre Muskeln und Kräfte wieder aufbauen, wenn sie täglich von ihnen bevorzugte Bewegungsabläufe absolvieren, bestimmte Übungen durchführen und sich entsprechend ernähren (Campellone, 2016). Menschen mit Demenz liegen oder sitzen oft viel, werden längere Zeit körperlich fixiert und sind manchmal sogar an den Stuhl oder das Bett gefesselt – all dies verschlimmert die körperliche Schwäche, Muskelatrophie und die Probleme mit der Propriozeption und Körperwahrnehmung. Umso wichtiger ist es, darauf zu achten, dass sie sich täglich in einem sicheren und unterstützenden Rahmen aktiv bewegen, um Muskelschwäche, Muskelatrophie und sogar Kontrakturen (Versteifung und Deformation der Gelenke) vorzubeugen oder vielleicht sogar rückgängig zu machen.

Aktives Dehnen und verschiedenartige, vorzugsweise in sinnvolle Aktivitäten eingebettete Bewegungen tragen entscheidend zur Erhaltung von Kraft, Beweglichkeit, -fähigkeit (range of motion) und Aktionsradius bei [und verhindern die Gefahr einer allmählichen Ortsfixierung (Zegelin, 2013), Anm. d. Lek.]. Angesichts der vielen anderen körperlichen Einschränkungen und gesundheitlichen Probleme, unter denen die Betroffen oft leiden (z.B. Herz- und Atemwegsprobleme, Arthritis, empfindliche Haut), ist es ratsam, Ärzte und Rehabilitationsexperten hinzuzuziehen, um für jeden Klienten die Bewegungsaktivitäten, Dehn- und andere Übungen sowie Sicherheitsvorkehrungen auszuwählen, die für ihn am besten geeignet sind. Viele Untersuchungen bestätigen, dass sich sportliche Betätigung und Yoga (ggf. in abgewandelter Form) positiv auf Menschen mit Demenz auswirken (Fan & Chen, 2011; Lee, Park & Park, 2016; Oken, Zajdel, Kishiyama, Flegal, Dehen, Haas ... Leyva, 2006). Ein Rehabilitationsexperte könnte ein sicheres und auf die therapeutischen Bedürfnisse, Ziele und Sicherheitsbelange eines Klienten abgestimmtes Programm entwickeln. Sensorisch basierte Aktivitäten können den propriozeptiven Input erhöhen, den die Klienten darüber hinaus brauchen, um sich mit ihrem Körper verwurzelt, sicher und orientiert zu fühlen. **Kapitel 5** zeigt anhand von Beispielen, welche Aktivitäten und Modalitäten der propriozeptive Input erhöht.

Das propriozeptive System arbeitet nicht isoliert, sondern ist eng verbunden mit dem taktilen und dem vestibulären System, um ein räumlich und zeitlich komplexes, kohärentes und strukturiertes Selbstgefühl zu vermitteln. Dies bedeutet, dass Aktivitäten, die sich auf das propriozeptive System auswirken, auch einen Einfluss auf die anderen sensorischen Systeme haben.

2.1.2 Das vestibuläre System

Das vestibuläre System liegt im Vestibularapparat des Innenohrs und wird durch Bewegungen des Kopfes und des Körpers stimuliert. Es ermöglicht räumliche Wahrnehmung, Balance und Bewegung. Das System besteht aus den Bogengängen und den Otolithen. Die Bogengänge reagieren auf Rotation und eckige Bewegungen (Bogen), die Otolithen auf Schwerkraft und lineare Bewegungen. Ebenfalls enthalten sie den Utrikulus und den Sacculus. Der Utrikulus nimmt horizontale (lineare), der Sacculus vertikale (lineare) Bewegungen wahr.

Das vestibuläre System funktioniert ähnlich wie das GPS (global positioning system): Es gibt uns einen schwerkraftabhängigen Bezugspunkt (gravitational point of reference) vor, von dem aus wir Bewegungen (räumliche Wahrnehmung, Richtung, Balance) und Geschwindigkeiten (z.B. Beschleunigung, Verlangsamung, zeitliche Koordinierung) wahrnehmen. Das vestibuläre System ist zuständig für Balance/

Gleichgewicht, räumliche Wahrnehmung, Streckmuskeltonus und Haltung und es sorgt für Koordination, Effizienz und einen flüssigen Bewegungsablauf.

Das vestibuläre System steht in Verbindung mit dem auditorischen, visuellen und propriozeptiven System. Diese sensorischen Systeme arbeiten eng zusammen und ermöglichen so eine strukturierte, kohärente und verlässliche Wahrnehmung der Welt. Arbeitet eines oder mehrere dieser sensorischen Systeme nicht optimal, leidet der Betroffene unter Furcht und Angst und hat Probleme, im Alltag zu funktionieren. Treten zusätzlich zu den Problemen mit der sensorischen Verarbeitung aufgrund der Demenz noch kognitive Beeinträchtigungen auf, wird sofort klar, weshalb ein sensorisch stärkender Ansatz nötig ist.

Balance und Gleichgewichtssinn

Bei der Pflege von Menschen mit Demenz ist es die Balance oder der Gleichgewichts-Sinn, die/der besondere Probleme bereiten, denn Veränderungen in diesem Bereich erhöhen das Sturzrisiko. Balance befähigt uns, den zentralen Bezugspunkt und die Körperhaltung gegen die Schwerkraft aufrechtzuerhalten. Funktionieren die für die Balance zuständigen sensorischen Systeme einwandfrei, können wir problemlos sehen, uns mühelos im Raum orientieren und bewegen, unsere Haltung automatisch korrigieren und uns sicher bewegen und umhergehen (Vestibular Disorders Association, 2017). Zur Aufrechterhaltung der Balance arbeiten das vestibuläre, propriozeptive, taktile und visuelle System zusammen und sorgen so für die Verarbeitung des multisensorischen Inputs. Einfacher ausgedrückt, die von den Augen, dem Vestibularapparat, den Muskeln und Gelenken empfangenen Stimuli sind gemeinsam zuständig für die Balance (Vestibular Disorders Association, 2017). Auch ein anderer Teil des Gehirns, das Zerebellum, unterstützt zusammen mit diesen sensorischen Systemen Bewegungen und die Balance (Vestibular Disorders Association, 2017). Die Verarbeitung und Integration des sensomotorischen Inputs erfolgt von den niederen zu den höheren Hirnregionen. Dank dieses kontinuierlichen dynamischen Prozesses können wir uns ohne Schwierigkeiten durch den Raum bewegen und uns in ihm zurechtfinden. Mit zunehmendem Alter und besonders, wenn neurodegenerative Erkrankungen wie Demenz hinzukommen, leiden die Betroffenen häufig unter Gleichgewichtsstörungen, Gangunsicherheit und Schwindel. Sie haben zusätzlich Probleme mit der Koordination und Bewegungen sowie ein erhöhtes Sturzrisiko. **Abbildung 2-1** zeigt, wie die sensorischen Systeme und das Zerebellum (sensomotorischer Input) zusammenarbeiten, um die Balance (motorischer Output) aufrechtzuerhalten.

Laut El-Khoury, Cassou, Charles und Molina (2013) können Übungen Stürze und dadurch verursachte Verletzungen reduzieren. Multisensorische Umgebungen fördern die Bewegung und verbessern die Balance (Klages, Zecevic, Orange & Hobson

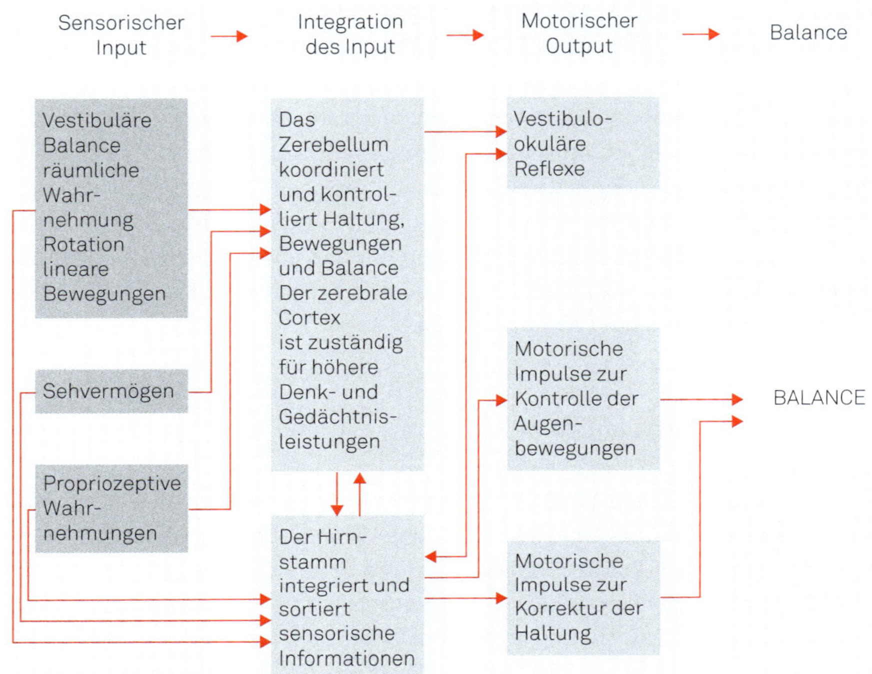

Abbildung 2-1: Das menschliche vestibuläre System

2011). Gezielte Rehabilitationsmaßnahmen und tägliche Bewegungen, die die Klienten weder überstimulieren und überfordern noch ihnen Beschwerden oder Schäden zufügen, sind geeignet, ihre Funktionsfähigkeit und Lebensqualität möglichst lange zu erhalten. Je nachdem, welcher Bereich des Vestibularapparates geschädigt ist, können manchen Betroffenen auch Rehabilitationsmaßnahmen helfen.

In der Zeit vor oder während der Progression der Demenz können weitere Probleme auftreten, die die Balance und die Koordination der Augen beeinträchtigen und Symptome wie Benommenheit oder Schwindel verstärken. Die folgende Liste der vestibulären Störungen erhebt keinen Anspruch auf Vollständigkeit:

- Akustikusneurinom
- Autoimmunerkrankung des Innenohrs
- benigner paroxysmaler Schwindel
- Unterfunktion des Vestibularapparates auf beiden Seiten
- Canvas-Syndrom (Kleinhirnstörungen, zerebellare Ataxie)
- von den Halswirbeln verursachter Schwindel
- Gehirnerschütterung (Contusio cerebri)

- Labyrinthitis und vestibuläre Neuritis
- Ménière-Krankheit
- Neurotoxizität
- Ototoxizität
- perilymphatische Fistel
- anhaltender postural-perzeptiver Schwindel (persistent postural perceptual dizziness)
- Tinnitus
- vestibuläre Hyperakusis
- vestibuläre Insuffizienz
- Syndrom des erweiterten vestibulären Aquädukts (enlarged vestibular aqueduct syndrome [eine durch die Erweiterung des vestibulären Aquädukts bedingte Drucksteigerung im Innenohr. Anm. d. Lek.])

Treten plötzlich Probleme mit der Balance oder Symptome wie Benommenheit/Schwindel auf, sollte ein Experte mit Erfahrung in vestibulärer Rehabilitation die Ursache des Problems feststellen und Behandlungsmöglichkeiten aufzeigen.

Psychosoziale Faktoren

Menschen, die Probleme mit der Verarbeitung vestibulärer Stimuli haben, werden oft ängstlich, agitiert oder sogar handgreiflich, wenn sie plötzlich bewegt werden oder sich mitten in einer Bewegung oder während des Selbstversorgungsmanagements unsicher fühlen. Menschen, die von sämtlichen Symptomen der Demenz betroffen sind und überdies Schwierigkeiten mit der vestibulären Verarbeitung haben, brauchen Interventionen, die ihnen das Gefühl vermitteln, bei allen Bewegungen und Aktivitäten Sicherheit, Geborgenheit und Unterstützung zu erfahren.

Menschen mit funktionalen Beeinträchtigungen des Vestibularapparates helfen Interventionen wie diese: ihnen das Gefühl vermitteln, sicher und zuverlässig gehalten zu werden, sie besänftigen, ihnen Orientierung geben, sie zur aktiven Teilnahme ermuntern und nötigenfalls ihre Aufmerksamkeit immer wieder fokussieren. Für solche Interventionen gibt es eine Reihe von hilfreichen sensorischen Werkzeugen und Hilfen:

- angenehme Eindrücke
- eine aufmunternde Stimme
- sich den Betroffenen von vorne nähern, damit man innerhalb ihres Gesichtsfeldes handelt
- keine abrupten, sondern langsame Bewegungen machen

- darauf achten, dass den Betroffenen weder zu kalt noch zu warm ist
- ihnen etwas zum Festhalten geben, damit sie sich sicher fühlen können.

Von den Vorteilen sensorischer Strategien, die das vestibuläre System auf angenehme Art verlässlich und gezielt stimulieren, profitieren nicht nur Menschen, die Probleme mit der vestibulären Verarbeitung haben. Beispiele solcher sensorischen Strategien sind: Im Schaukelstuhl schaukeln oder rollen, im Sitzen ausgeführte sportliche Aktivitäten oder Dehnübungen, Spiele, die zum Dehnen animieren (Ballon-Volleyball), sich zur Lieblingsmusik bewegen und vieles mehr! Diese Strategien bewirken, dass die Betroffenen sich sicher und ruhig fühlen, aufmerksamer und orientierter sind und sie können einem Abbau der körperlichen Leistungsfähigkeit (deconditioning) vorbeugen (sofern sie sicher und geeignet sind).

Kapitel 5 enthält weitere Beispiele für sensorisch basierte vestibuläre Strategien sowie entsprechende Informationen zum Thema Sicherheit und vestibuläre Stimulation.

2.1.3 Das visuelle System: Der Gesichtssinn

Das visuelle System ist von den sensorischen Systemen das komplexeste. Wir brauchen es, um Dinge wahrzunehmen, zu betrachten und um uns auf visuelle Stimuli zu konzentrieren (lesen, ein Fotoalbum anschauen, einem Familienangehörigen in die Augen schauen). Das visuelle System steht in Verbindung mit dem vestibulären System und ist somit auch zuständig für räumliche Wahrnehmung, Balance und Gleichgewicht.

Mit zunehmendem Alter verändern sich bei vielen Menschen die Sehschärfe und die visuelle Perzeption. Dies kann bedeuten, dass die maximale Beweglichkeit beider Augen eingeschränkt ist, was sich negativ auf das periphere Sehvermögen sowie das intensive Anschauen und Verfolgen von Dingen (z. B. ohne den Kopf zu bewegen in verschiedene Richtungen schauen) auswirken kann. Probleme mit der Tiefenwahrnehmung erschweren die Unterscheidung von Vordergrund und Hintergrund, was die Durchführung funktioneller Aufgaben beeinträchtigt. Tiefenwahrnehmung ist beispielsweise wichtig, wenn wir in einer vollen Schublade etwas suchen oder die Höhe einer vor uns liegenden Bordsteinkante einschätzen wollen. Mit zunehmendem Alter nimmt die Empfindlichkeit der Hornhaut ab, sodass Augenverletzungen unter Umständen nicht bemerkt werden (Martin, 2016). Die Größe der Pupille verringert sich um ungefähr ein Drittel und sie reagiert weniger empfindlich auf Veränderungen des Lichts. Die Linse wird dicker, weniger flexibel, trübe und gelb, was klares Sehen erschwert. Die Betroffenen haben Schwierigkeiten, Kontraste in der Umgebung wahrzunehmen und sie reagieren empfindlicher auf extreme Lichtveränderungen (Helligkeit, grelles Licht, Dunkelheit). Auch Objekte und Farben werden weniger gut wahrgenommen und Doppeltsehen ist möglich. Nicht selten beeinträchtigen Krankheiten das Sehvermögen älterer Menschen, z. B. Katarakt, Glaukom, Makuladegeneration, diabetische Retinopathie, Hochdruck-Retinopathie, Arteriitis temporalis und Netzhautablösung (Cacchione, 2017; Martin, 2016).

Etwa 30 % der Menschen über 65 Jahre bekommen Sehprobleme (Sehschärfe von 20/50 oder mehr), sind als Blinde anerkannt (20/200 oder schlechter als die bestmögliche Korrektur der Sehschärfe) oder sind vollständig blind (keine Lichtwahrnehmung) (Cacchione, 2017). Da sich das Gesichtsfeld mit fortschreitender Demenz verengt, müssen benötigte Dinge oder Objekte innerhalb des Gesichtsfeldes der Betroffenen platziert werden (Allen, Earhart & Blue, 1999). Laut einer Studie von Brush und Caulkins (2008) bedeuten folgende Faktoren in der Umgebung Stress für ältere Menschen: visuelle Überstimulation, Probleme mit der Wahrnehmung von Kontrasten sowie unterschiedliche Beleuchtung und Veränderung derselben, grelles Licht und akustische Überforderung. Folglich ist es ratsam, bei der Arbeit mit Menschen, die Demenz haben, visuelles Chaos, Durcheinander und grelles Licht zu vermeiden (Caspari, Eriksson & Naden, 2011) und bei Selbstversorgungsaktivitäten auf adäquate Beleuchtung und visuelle Kontraste zu achten. So helfen stark kontrastierende Farben den Betroffenen, den Tisch (oder Tischtuch) besser von den darauf befindlichen Tellern, Tassen und Utensilien zu unterscheiden. Zudem ist eine regelmäßige Augenuntersuchung wichtig, um sicherzustellen, dass die Betroffenen die verordnete Brille besitzen und dass sämtliche Probleme, die die Gesundheit der Augen betreffen, behandelt werden. Mit fortschreitender Demenz werden Augenuntersuchungen oft schwieriger, weil viele Untersuchungen auf korrekte Beschreibung der Beschwerden angewiesen sind. Ungeachtet dessen ist während der gesamten Lebenszeit auf angemessene Unterstützung und Behandlung der Augen zu achten.

Bei vielen anderen Störungen, inklusive Demenz, gehören zur Symptomatologie visuelle Halluzinationen. Treten visuelle Halluzinationen in den frühen bis mittleren Stadien der Demenz auf, könnte eine Lewy-Körperchen-Demenz die Ursache sein (Teeple, Caplan & Stern, 2009). In diesem Fall muss ein Arzt unbedingt die Ursache abklären, damit die Form der Demenz diagnostiziert wird und die Betroffenen Zugang zu den wirksamste(n) Behandlungsmöglichkeit(en) bekommen. Wichtig ist ebenfalls, die Situation einzuschätzen und zu klären, ob es sich um visuelle Halluzinationen oder Fehlwahrnehmungen handelt. Andernfalls wird ein Bodenbelag in einer dunklen Farbe möglicherweise mit einem tiefen Loch verwechselt oder eine durch natürliches grelles Licht verursachte verzerrte visuelle Wahrnehmung mit einer Halluzination (Alzheimer's Association, 2017b).

Besänftigung, Unterstützung, Ablenkung und andere nicht pharmakologische Interventionen, wie z. B. individualisierte sensorische Ansätze, sind eine gute Möglichkeit, Menschen, die unter visuellen Halluzinationen, verzerrten Wahrnehmungen oder Fehlwahrnehmungen leiden, zu beruhigen und zu stärken. Veränderungen der Umgebung gehören auch zum Repertoire des SMP, z. B.: farbliche Kontraste (um wichtige Dinge hervorzuheben und die Aufmerksamkeit von bestimmten Bereichen, z. B. Ausgängen, abzulenken), Auswahl des Dekors, gleichmäßige, adäquate Beleuchtung im ganzen Setting, um Schatten und visuellen Fehlwahrnehmungen vorzubeugen, Fenster und Vorhänge abends schließen. Diese Veränderungen der Umgebung sind proaktive Maßnahmen, um Menschen mit Demenz vor unnötigen Ängsten und Sorgen zu bewahren.

In Kombination mit anderen Demenzsymptomen – wie z. B. Furcht, Angst, Desorientiertheit, Paranoia und Halluzinationen – erhöhen die Veränderungen der visuellen Verarbeitung das Sturzrisiko, begünstigen eine sitzende Lebensweise und haben negative Auswirkungen auf die Übernahme von Rollen und Aktivitäten. Neben den bereits erwähnten gibt es noch andere sensorische Strategien, um Menschen zu helfen, die Schwierigkeiten mit der visuellen Verarbeitung und demenzbedingte Probleme haben; dazu gehören solche, die, wenn sie auf die Bedürfnisse und Vorlieben der Klienten abgestimmt sind, ihnen geeignete visuelle Stimuli anbieten. Weitere Beispiele für hilfreiche sensorische Strategien finden Sie in **Kapitel 5**.

2.1.4
Das auditorische System: Der Gehörsinn

Die Fähigkeit zu hören, zuzuhören, die Richtung von Geräuschen zu lokalisieren und die Unterschiede zwischen einzelnen Lautstärken, Stimmlagen und Klangfarben zu erkennen, hängt davon ab, wie effizient das auditorische System funktioniert. Um den Aufbau und die Funktion des auditorischen Systems besser zu verstehen, sollen die Ohranatomie und der Beitrag eines auditorischen Stimulus zum Hörvermögen kurz skizziert werden.

Das auditorische System besteht aus dem äußeren, mittleren und inneren Bereich des Ohres. Der äußere Teil ist der, der auf beiden Seiten des Kopfes zu sehen ist (die Pinnae); hier befindet sich der Gehörgang, der in das Mittelohr mündet. Das Mittelohr liegt im Innern des Kopfes, wo die Gehörknöchelchen, Ligamente, Membranen, Muskeln, Haarzellen und Flüssigkeiten lokalisiert sind, die für die Funktionsfähigkeit des auditorischen Systems zuständig sind. Das äußere Ohr nimmt Schallwellen auf und leitet sie in den Gehörgang. Von dort aus treffen sie auf das Trommelfell (Membrana tympani), welches das Mittelohr nicht nur schützt, sondern die Schallwellen in Vibrationen umwandelt, die an das Mittelohr weitergeleitet werden.

Die Knöchelchen im Mittelohr sind die kleinsten Knochen des Körpers und werden als Hammer, Amboss und Steigbügel bezeichnet. Diese drei Knöchelchen übertragen die Vibrationen des Trommelfells auf die Membran, die das ovale Fenster verschließt. Von dort aus werden die Vibrationen auf die im Innenohr liegende Cochlea (schneckenähnliche knöcherne Struktur) übertragen. Die Cochlea ist mit einer Flüssigkeit gefüllt und hat innere und äußere Haarzellen, die mit über die Haarzellen hinausragenden Zilien ausgestattet sind. Die Vibration der Zilien bewirkt, dass sie abgebogen werden und ein elektrisches Signal erzeugen. Dieses setzt einen Neurotransmitter frei, der über den Hörnerv ein Signal zum Gehirn sendet. [Unser Gehörsinn ist der einzige Sinn, den wir nicht „abstellen" können. Wir hören immer, selbst im Schlaf wirken Geräusche, vor allem Lärm auf den Menschen ein. Lärm, z. B. Straßenlärm, verursacht Stress und u. U. Herz-Kreislauf-Erkrankungen. Anm. d. dt. Hrsg.] Viele Menschen sind sich bewusst, wie wichtig ein funktionierendes Gehör ist und wissen um seine Bedeutung für die Kommunikation. Doch die meisten wissen nicht, dass das auditorische System auch einen Einfluss auf die Selbstregulierung hat. Denken Sie nur daran, wie Ihre Lieblingsmusik Ihre Stimmung hebt, während andere Musik eine beruhigende oder besänftigende Wirkung hat. Zudem hat der Gehörsinn eine Schutzfunktion, etwa wenn ein Alarm oder Hilferuf Sie erreicht oder andere Geräusche Ihre Aufmerksamkeit auf etwas lenken sollen. Viele wissen auch nicht, dass das auditorische System Menschen dazu befähigt, sich organisiert zu fühlen, aufmerksam zu sein, ein Gefühl für Rhythmus und zeitliche Koordinierung (Timing) zu entwickeln und ihr Artikulationsvermögen stärkt.

Der Begriff Presbyakusis bezeichnet altersabhängige Veränderungen, Beeinträchtigungen des Hörvermögens, von denen gewöhnlich beide Ohren betroffen sind. Interessanterweise ist die dritthäufigste Erkrankung bei Menschen über 75 Jahre der Verlust des Hörvermögens (Cacchione, 2017). Dieses nachlassende Hörvermögen hat auch Probleme mit der Lokalisierung von Geräuschen zur Folge (Schwierigkeiten, die Quelle von Geräuschen zu orten). Als Ursachen des beeinträchtigten Hörvermögens sind neben vielen anderen, die einseitig oder beidseitig auftreten können, Ohrinfektionen, Meningitis, Traumata des auditorischen Systems (z. B. Nervenschädigung) zu nennen. Der Verlust des Hörvermögens macht es schwierig zu hören, was andere sagen, oder einzelne Geräusche wahrzunehmen, besonders wenn gleichzeitig ein anderes Geräusch (ein Hintergrundgeräusch) irritiert. Der Verlust des Hörvermögens macht das Zuhören zu einer anstrengenden und frustrierenden Angelegenheit, speziell wenn man telefoniert, sich in Gesellschaft anderer befindet, wenn Musik spielt oder der Fernseher läuft. Menschen, die schwerhörig sind, bekommen zum Ausgleich ihres Verlustes üblicherweise ein Hörgerät, doch Hörgeräte können nicht alle Verluste (z. B. eine Nervenschädigung) ausgleichen.

Probleme, akustische Reize unterscheiden zu können (auditorische Diskrimination), beruhen auf einer Komplikation der auditorischen Verarbeitung, die nichts mit der Ebene der auditorischen Rezeptoren (mit der Hörschärfe) zu tun hat. Probleme dieser Art werden häufig als Störung der auditorischen Verarbeitung oder Störung der auditorischen Diskrimination bezeichnet. Bei Menschen mit einer gestörten auditorischen Verarbeitung wird die Komplikation durch ein Problem verursacht, das mit der Verarbeitung auf der Ebene des Zentralnervensystems zusammenhängt. Bei Schwierigkeiten dieser Art sind Hörgeräte keine Lösung und werden auch nicht verschrieben. Dennoch haben Menschen mit dieser Störung Probleme mit bestimmten Aspekten des Hörens, Aufmerksamkeitsdefizite und Schwierigkeiten beim Zuhören (National Coalition of Auditory Processing Disorders, 2017). Viele Menschen halten eine Störung der auditorischen Verarbeitung für ein Problem, von dem vor allem Kinder betroffen sind. Wird es im Kindesalter jedoch nicht behandelt, kann sich das Problem bis ins Erwachsenenalter fortsetzen.

Auch Stress oder Angst können die auditorische Verarbeitung beeinträchtigen. Für das vegetative Nervensystem hat Sicherheit oberste Priorität. Wird eine Kampf- oder Fluchreaktion bzw. Schreckstarre ausgelöst, kann das vegetative Nervensystem die Fähigkeit, auditorische Informationen zu verarbeiten, nach und nach oder abrupt zum Erliegen bringen. Bei Betroffenen, die sich sicher und geborgen fühlen, reagiert das vegetative Nervensystem weniger heftig und ihre Fähigkeit, auditorische Informationen aufzunehmen und zu verarbeiten, bleibt weitgehend erhalten, weshalb sie besser hören und kommunizieren können.

Geräusche können bewirken, dass sich Menschen mit Demenz aufmerksamer, gestärkter und regulierter fühlen. Geräusche können die Menschen befähigen, sich an den Aktivitäten des täglichen Lebens zu beteiligen. In **Kapitel 5** werden weitere unterstützende sensorische Strategien vorgestellt.

2.1.5
Das gustatorische System: Der Geschmackssinn

Zuständig für das gustatorische System oder den Geschmackssinn sind chemische Rezeptoren auf der Zunge, die auch als Geschmacksknospen bezeichnet werden. Die einzelnen Geschmacksknospen reagieren auf unterschiedliche Geschmacksqualitäten wie süß, sauer, salzig und pikant bitter [Hatt & Dee, 2008: Die Autoren unterscheiden zusätzlich die Geschmacksrichtungen fett und umami (Natriumglutamat). Anm. d. dt. Hrsg.]. Des Weiteren sind an der Funktionsfähigkeit von Mund und Kiefer das taktile und das propriozeptive System beteiligt. Die taktilen Rezeptoren im Mund reagieren auf Temperatur und Beschaffenheit der Nahrung und auf Vibration und Schmerzen. Die Muskeln und Gelenke in Mund und Kiefer koordinieren Aktivitäten wie Nippen, Trinken, Kauen, Schlucken, Blasen und Sprechen.

Probleme mit dem Geschmackssinn liegen meistens auf der Rezeptorebene (Geschmacksknospen), aber Probleme auf den höheren Ebenen der sensorischen Integration und Verarbeitung kommen ebenfalls vor. Erwachsene verfügen über etwa 5000–9000 Geschmacksknospen. Mit zunehmendem Alter nimmt nicht nur die Anzahl der Geschmacksknospen, sondern nach dem 60. Lebensjahr auch deren Sensibilität ab (Cacchione, 2017; Lane, Smith, Roley & Champagne, 2014). Mit Diskrimination ist die Fähigkeit gemeint, verschiedene Geschmacksqualitäten zu unterscheiden, den Geschmack von Speisen zu genießen, Flüssigkeiten zu sich zu nehmen und Aktivitäten des täglichen Lebens, etwa Essen und Zähne-Putzen, durchzuführen. Schreitet die Demenz weiter voran, nimmt nach und nach die Fähigkeit ab, diejenigen Muskeln im Mund zu koordinieren, die sicherstellen, dass Trinken, Kauen und Schlucken sicher und reibungslos vonstattengehen. **Kapitel 5** enthält verschiedenartige sensorische Strategien, die für den Geschmackssinn und den Input der oralen Motorik geeignet sind.

2.1.6 Das olfaktorische System: Der Geruchssinn

Zuständig für den Geruchssinn sind chemische Rezeptoren in der Nase, die nach Art einer chemischen Reaktion funktionieren. Dem Geruchssinn und dem Geschmackssinn haben wir es zu verdanken, dass wir Dinge, die wir riechen, essen und trinken, genießen können. Die sensorischen Rezeptoren sind im oberen Bereich der Nasenhöhle lokalisiert und reagieren auf Stoffe, die wir als Düfte bezeichnen. Die olfaktorischen Rezeptoren leiten olfaktorische Stimuli an den Riechkolben (Bulbus olfactorius) und von dort an den Riechstrang (Tractus olfactorius) weiter, von wo aus die olfaktorischen Informationen zu dem tief im Gehirn liegenden limbischen System (dem für Gefühle zuständigen Teil des Gehirns) transportiert werden. Gerüche lösen nahezu sofort eine Reaktion aus, weil die Informationen von den Rezeptoren in der Nase mit einer Geschwindigkeit von ca. 483 km/h ins Gehirn gelangen!

Das olfaktorische System ist eines der wenigen sensorischen Systeme mit direkter Verbindung zu den für Gefühle und Gedächtnis zuständigen Hirnarealen. Deshalb können bestimmte Gerüche auch sehr schnell emotionale Reaktionen auslösen und (positive oder negative) Erinnerungen wachrufen. Somit gilt es, mit der Art und Intensität von Düften bei Menschen mit Demenz vorsichtig umzugehen und zu berücksichtigen, dass die Düfte bei ihnen möglicherweise eine Reaktion auslösen, die für uns schwer nachvollziehbar oder beschreibbar ist.

Alterungsprozess und Demenz führen oft dazu, dass die Funktion der olfaktorischen Rezeptoren nachlässt, was die Unterscheidung von Düften erschwert. Mit zunehmendem Alter produziert die Nase weniger Schleim und beeinträchtigt damit die Fähigkeit, sich an Düfte zu erinnern oder den Geruchssinn zu stärken. Egal ob Menschen Probleme mit dem Geruchssinn haben oder nicht, der gezielte Einsatz von Düften erweist sich oft als eine sehr positive und hilfreiche sensorisch basierte

Intervention. Mit Düften zu arbeiten, die von den Klienten als stärkend und wohltuend empfunden werden, kann äußerst heilsam sein. Weitere sensorisch basierte Strategien für den Geruchssinn finden Sie in **Kapitel 5**.

2.1.7
Das taktile System: Der Tastsinn

Die Haut ist mit verschiedenartigen Rezeptoren ausgestattet, die als Tastsinn oder taktiles System bezeichnet werden. Das taktile System ist das größte der sensorischen Systeme, weil die taktilen Rezeptoren über die ganze Haut, die Hülle des Körpers, verteilt sind. Viele Menschen halten das taktile System für sehr simpel, doch in Wirklichkeit ist es hoch komplex. Wir unterscheiden sechs verschiedenartige Rezeptoren, die auf bestimmte Empfindungen reagieren:

1. freie Nervenendigungen: reagieren auf Schmerz, Temperatur und Berührungen
2. Merkel-Tastscheiben: reagieren auf leichten Druck und registrieren subtile Unterschiede
3. perifollikulare Rezeptoren: reagieren auf Berührungen des Körpers oder des Gesichts (umschließen die Haarfollikel)
4. Ruffini-Knäuel: reagieren, wenn die Haut bei einer Berührung gedrückt oder gedehnt wird (taktile und propriozepive Wahrnehmung)
5. Meissner-Körperchen: zuständig für Diskrimination
6. Pacini-Körperchen: reagieren auf Druck und Vibration.

Berührungsreize steigen in das Rückenmark und das Stammhirn auf, kreuzen die Medianlinie (wobei sie den Thalamus auf der dem Stimulus gegenüberliegenden Seite aktivieren) und gelangen zum zuständigen primären somatosensorischen Kortex der Hirnrinde im Gyrus postcentralis (hintere Zentralwindung des Gehirns).

Es ist wissenschaftlich erwiesen, dass therapeutische Ansätze, die angenehme taktile Stimulation anbieten, die Zusammenarbeit fördern und die Agitiertheit mindern (King, 2012). Wie bei den anderen sensorischen Systemen kann der Alterungsprozess auch hier die Fähigkeit beeinträchtigen, verschiedenartige Berührungen genau zu unterscheiden. Schreitet die Demenz weiter voran, behindern Probleme mit der Verarbeitung oft die Fähigkeit, unterschiedliche taktile Wahrnehmungen zu registrieren, was zu folgenden Verhaltensweisen führen kann:

- Probleme, Dinge zu unterscheiden, zu vergleichen und gegenüberzustellen
- Schwierigkeiten, Temperatur, Schmerzen und Vibration bewusst wahrzunehmen/zu registrieren

- Schwierigkeiten, taktilen Input zu lokalisieren
- ungeschickter Umgang mit Utensilien, Stiften, Werkzeugen und Schwierigkeiten, mit der Hand zu schreiben
- Ungeschicklichkeit
- Probleme mit dem Körperschema/der Körperwahrnehmung
- Probleme mit der Körpergrenze (dringt in die Räume anderer ein, ist aufdringlich und fasst alles an)
- nimmt Berührungen nicht wahr, es sei denn, sie sind intensiv oder können visuell wahrgenommen werden
- schlechte Körperwahrnehmung
- Probleme mit oraler Motorik und Artikulation
- ist gleichgültig gegenüber dem Essen; kaut auf Dingen herum
- verletzt manchmal Menschen/Tiere, weil er unbewusst zu kräftig zupackt
- Probleme mit der Stereognosis (nicht sichtbare Objekte können durch Ertasten nicht erkannt werden).

Die taktile Diskrimination älterer Menschen lässt sich verbessern, wenn ihnen der benötigte Input in Form von angenehmen, auf ihre Bedürfnisse abgestimmten taktilen Erfahrungen angeboten wird. Geeignet sind beispielsweise: verschiedenartige Stoffe zum Falten, Backaktivitäten (Teig kneten, Kekse bestreuen), Tafelsilber polieren, unterschiedliche Temperaturen im Freien wahrnehmen, mit verschiedenen ungefährlichen Materialien arbeiten, die eine Fülle von taktilen Erfahrungen ermöglichen – all diese Maßnahmen sind Beispiele für sensorisch vielfältige taktile Angebote.

Einige ältere Menschen lehnen bestimmte Formen der taktilen Stimulation ab (niedrige Temperaturen, bestimmte Arten der Berührung, bestimmte Arbeitsmaterialien wie Klebstoff/Farbe). Bei manchen Menschen mit Demenz können diverse taktile oder berührungsbedingte Sensibilitäten auftreten oder verstärkt werden. Es ist daher wichtig, ihre sensorische Präferenz einzuschätzen, bevor sie mit taktilen oder sensorischen Stimuli konfrontiert werden, um die Möglichkeit auszuschließen, dass sie durch eine unangenehme Stimulation aus der Fassung geraten. Informationen zum Thema Assessment finden Sie in **Kapitel 4.**

Hypersensibilität (Überempfindlichkeit) gegenüber taktiler Stimulation wird von zwei Ursachen herbeigeführt: altersbedingte Hautveränderungen, welche die taktilen Rezeptoren beeinflussen, Risse oder Wunden in der Haut, eine bekannte taktile Hypersensibilität, die sich mit zunehmendem Alter verschlimmert. Taktile Hypersensibilität kann folgende Verhaltensweisen und Tendenzen verstärken:

- durch eine Berührung ausgelöste Kampf- oder Fluchtreaktion (Angstreaktion)
- Abneigung gegen Berührungen

- Abneigung gegen bestimmte Speisen oder künstlerische Aktivitäten
- Abneigung gegen spezifische Selbstversorgungsaktivitäten (z. B. Haare-Bürsten)
- Abneigung gegen die Nähe anderer Menschen (neben jemandem sitzen, mit anderen in einer Reihe stehen, Aufenthalt in einer Menschenmasse).

Eine verminderte Wahrnehmung bzw. geringe Empfindlichkeit für taktile Stimuli wird als Hyposensibilität bezeichnet. Die betroffenen Menschen spüren nicht, dass sie berührt werden oder reagieren verspätet darauf, nehmen Schmerzen und Temperaturen (Duschwasser, Tee in der Tasse, Raumtemperaturen) nicht gut wahr, hantieren ungeschickt mit Behältern, Verschlüssen, Speisen, Arbeitsmaterialien usw. Wir beschäftigen uns hier zwar mit Hyper- bzw. Hyposensibilität (Überempfindlichkeit oder geringe Empfindlichkeit) des taktilen Systems, doch solche Probleme können in jedem sensorischen System auftreten. Dies zeigt zum einen die Komplexität der sensorischen Integration und Verarbeitung und zum anderen die Notwendigkeit, ein Assessment durchzuführen, damit es gelingt, gezielte, ganzheitliche und individualisierte therapeutische Empfehlungen zu entwickeln.

Laut Chillot (2013) sind Berührungen am besten dafür geeignet, andere zu trösten (umarmen, Hand halten, streicheln). Es gibt viele Möglichkeiten, Menschen mit Demenz über taktilen Input das Gefühl zu vermitteln, sicher, gut aufgehoben und geborgen zu sein. **Kapitel 5** enthält eine Liste sensorisch basierter Strategien, die vielfältigen taktilen Input anbieten.

2.1.8
Interozeption: Der Sinn für innere Selbstwahrnehmung

Interozeption ist die Fähigkeit, Müdigkeit, Wachheit, Hunger, Schmerzen, Unwohlsein und noch viele andere Befindlichkeiten oder Gefühle aus dem Inneren des Körpers wahrzunehmen (Mahler, 2017). Im Laufe der Zeit schwächt die Demenz die Interozeption und die kommunikativen Fähigkeiten. Mit fortschreitendem Alter nimmt die Verwirrtheit zu und die Veränderungen des Gehirns und der sensorischen Systeme verstärken die Probleme mit der Interozeption, wie z. B. die Fähigkeit zu registrieren:

- wie schläfrig man ist
- wie wach man ist
- wie stark die Schmerzen sind
- wie durstig man ist
- wie hungrig man ist
- wie das Herz schlägt

- wie der Puls schlägt
- wie die Körpertemperatur ist
- ob die Muskeln angespannt sind
- ob einem übel ist
- ob Darm oder Blase sich melden
- ob man krank ist.

Bei einer Stressreaktion verändert sich die Funktion einiger innerer Organe, um den Körper in die Lage zu versetzen, auf den Stressor zu reagieren bzw. sich zu schützen. Befindet sich der Körper in einem ausgeglichenen Zustand, passen sich die körperlichen Funktionen und der emotionale Zustand an diese Situation an. Körperlicher und emotionaler Zustand beeinflussen sich gegenseitig und machen uns Sicherheitsbelange, angenehme Eindrücke, Trigger, Bedürfnisse und die entsprechenden Emotionen und Verhaltensweisen bewusst. Antizipiert eine Person ein bestimmtes Gefühl und registriert dann die entsprechenden Körperwahrnehmungen, empfindet sie normalerweise den Wunsch, ihren Gefühlen und Wahrnehmungen entsprechend zu handeln (Mahler, 2017). Zudem besteht eine Wechselwirkung zwischen dem Impuls, einem Wunsch nachzugeben bzw. ihn zu unterdrücken und der Fähigkeit zur Selbstregulierung. Je bewusster innere Zustände, Emotionen und Bedürfnisse wahrgenommen werden, desto eher lernt man, wann man seinen Wünschen nachgeben kann oder sie lieber unterdrücken sollte. Interozeptive Wahrnehmung ist von elementarer Bedeutung für die Fähigkeit, nicht nur eigene innere Befindlichkeiten und Bedürfnisse wahrzunehmen, sondern auch die Befindlichkeiten, Bedürfnisse und Sichtweisen anderer Menschen (Mahler, 2017). Bei Menschen mit Demenz nimmt die bewusste Selbstwahrnehmung nach und nach ab und beeinträchtigt die interozeptive Wahrnehmung, die Impulskontrolle und die Fähigkeit zur Selbstregulierung.

Tabelle 2-1 gibt einen Überblick über die sensorischen Systeme, die entsprechenden sensorischen Rezeptoren und präsentiert Beispiele für die Funktionsweise der einzelnen sensorischen Systeme (Champagne, 2017).

Zusammenfassend lässt sich festhalten, dass die einzelnen sensorischen Systeme Orientierung, Aufmerksamkeit, ein Gefühl der Sicherheit und des Wohlbefindens sowie verbesserte Partizipation und Lebensqualität ermöglichen. Das Nervensystem verarbeitet kontinuierlich den Input von allen sensorischen Systemen und erzeugt so eine ununterbrochene, bewusste multisensorische Wahrnehmung. Jeder nimmt das, was er erlebt, auf seine eigene Art und Weise wahr. In dieser Tatsache spiegelt sich wider, wie wichtig es ist, die sensorischen Gegebenheiten zu berücksichtigen, wenn man mit Menschen mit Demenz arbeitet. Die sensorischen Gegebenheiten im Blick zu haben, hilft, die erforderliche Qualität und Quantität des sensorischen Inputs zu ermitteln, den die Betroffenen aus unterschiedlichen therapeutischen Gründen brauchen.

Tabelle 2-1: Sensorische Systeme. (Quelle: Champagne 2017, 2018)

Sensorische Systeme und Rezeptoren	Hauptfunktion(en)	Aufgaben
Propriozeptives System: Die Rezeptoren sind lokalisiert in Muskeln, Gelenken, Bändern, Sehnen, Bindegewebe und Faszien (z. B. Muskelspindeln, Gelenkrezeptoren und Golgi-Sehnenorgane). Die Rezeptoren werden stimuliert durch Bewegungen, bei denen die Muskeln gedehnt, kontrahiert oder ko-kontrahiert werden (besonders bei Bewegungen gegen Widerstände).	Körperwahrnehmung; die Fähigkeit, Körperhaltungen einzunehmen und aufrechtzuerhalten; Abstufung, Timing und Effizienz von Bewegungen. Das propriozeptive System unterstützt zusammen mit dem taktilen System die Körperwahrnehmung (Fühlsinn im Körper) und sorgt zusammen mit dem vestibulären System für gezielte fließende Bewegungen und eine kontrollierte Haltung (Körperposition im Raum).	Zuständig für: • zeitliche und räumliche Lokalisierung von Körper und Körperteilen • Körperbewegungen • Körperposition • Körpergrenzen • Körperbild • propriozeptive Informationen aus der Umgebung, die sicherheitsrelevante Hinweise liefern.
Vestibuläres System: Seine Strukturen liegen im Innenohr und enthalten die Otolithen (Utriculus und Sacculus) und die Bogengänge.	Es ermöglicht die Orientierung des Körpers im Raum (d. h. Gleichgewicht, Geschwindigkeit, Timing und Rhythmik von Positionierung und Bewegung).	Zuständig für: • zeitliche und räumliche Wahrnehmung des Körpers • Balance • Körperkoordination • Muskeltonus • Wahrnehmung der Schwerkraft • Wahrnehmung der Geschwindigkeit und Richtung von Bewegungen • die Wahrnehmung, ob die Dinge in der

Sensorische Systeme und Rezeptoren	Hauptfunktion(en)	Aufgaben
Die Rezeptoren haben winzige Haarzellen, die abgebogen werden, wenn die Flüssigkeit in den Bogengängen sich bewegt oder die Membran, von der aus die Haarzellen in die Otolithen ragen, sich verändert. Die Rezeptoren (Haarzellen) werden aktiviert durch Beschleunigung, Verlangsamung, lineare, eckige und Drehbewegungen und solche, an denen der Kopf und die Wirkung der Schwerkraft beteiligt sind.	Das vestibuläre System unterstützt zusammen mit dem propriozeptiven System gezielte und fließende Bewegungen und eine kontrollierte Haltung und stabilisiert zusammen mit dem visuellen System Gesichtsfeld, Balance und Gleichgewicht. Das vestibuläre System steht auch mit dem auditorischen System in Verbindung.	Umgebung sich bewegen oder ortsfest sind • vestibuläre Informationen aus der Umgebung, die sicherheitsrelevante Hinweise liefern.
 **Taktiles System:** Die Rezeptoren sind in der Haut lokalisiert (besonders viele: Hände, Mund und Genitalbereich). Die Rezeptoren werden aktiviert durch Hautkontakte jeglicher Art (z. B. wenn wir etwas anfassen, uns duschen, die Zähne putzen, essen, trinken, uns pflegen, anziehen).	Es ermöglicht die Wahrnehmung von Sicherheit, Wohlbefinden, Missempfindungen und Schmerzen (Schutzfunktion) sowie die Diskrimination der von den taktilen Rezeptoren wahrgenommenen lokalen Stimuli. Zusammen mit dem propriozeptiven System ermöglicht es die Körperwahrnehmung.	Zuständig für: • taktile Sinneswahrnehmung und taktile Diskrimination • Wahrnehmung von Druck (leicht/intensiv) • die Wahrnehmung von Schmerzen, die von Rezeptoren in der Haut kommen • Temperatur • Vibration • Körpergrenzen • taktile Information aus der Umgebung, die sicherheitsrelevante Hinweise liefern.

Sensorische Systeme und Rezeptoren	Hauptfunktion(en)	Aufgaben
Visuelles System: Die Rezeptoren sind in der Netzhaut des Auges lokalisiert (Stäbchen und Zapfen); sie werden durch visuellen Input (Licht, Farben, Konturen, Schatten etc.) stimuliert.	Das visuelle System ermöglicht die Diskrimination visueller Stimuli, um Objekte, Symbole, Grenzen und Personen sehen, identifizieren und lokalisieren zu können und räumliche Gegebenheiten etc. abzubilden. Es arbeitet auch mit dem vestibulären System zusammen, um Gesichtsfeld, Balance und Gleichgewicht stabil zu halten.	Zuständig für die Wahrnehmung: • verschiedener Farbtöne, Licht, Dunkelheit • von Formen, Symbolen, Konturen • von Bewegungen • visueller Informationen aus der Umgebung, die sicherheitsrelevante Hinweise liefern.
Auditorisches System: Rezeptoren sind die Haarzellen der Cochlea. Sie liegen im Innenohr und werden durch Schallwellen und Vibrationen stimuliert.	Es ermöglicht die Wahrnehmung von Entfernungen, Richtungen und Schallqualitäten. Es ist mit dem vestibulären System verbunden.	Zuständig für die Wahrnehmung: • der Lautstärke von Geräuschen • der Qualität von Geräuschen • der Richtung von Geräuschen
Olfaktorisches System: Die chemischen Rezeptoren oder Osmorezeptoren der Nase liegen im olfaktorischen Epithel. Der Geruchssinn wird durch Düfte stimuliert.	Es ermöglicht die Wahrnehmung und Lokalisierung von Gerüchen/Düften, hat eine Schutzfunktion sowie eine direkte Verbindung zum limbischen System (zuständig für Gefühle), um Emotionen steuern zu können.	Zuständig für die Wahrnehmung: • der Qualität von Gerüchen (angenehm, vertraut, unangenehm) • der Intensität von Gerüchen • olfaktorischer Informationen aus der Umgebung, die sicherheitsrelevante Hinweise liefern.

Sensorische Systeme und Rezeptoren	Hauptfunktion(en)	Aufgaben
	Olfaktorisches und gustatorisches System arbeiten zusammen und verbessern so den Geschmackssinn.	
Gustatorisches System: Die chemischen Rezeptoren sind in den Geschmacksknospen der Zunge lokalisiert und werden stimuliert, wenn wir Dinge in den Mund nehmen, um sie zu probieren oder zu bearbeiten (trinken, abschmecken, kauen).	Es hilft, unterschiedliche Geschmacksqualitäten wahrzunehmen und liefert Informationen über Stimuli, die in den Mund gelangen. Gustatorisches und olfaktorisches System arbeiten zusammen und verbessern so den Geschmackssinn.	Zuständig für die Wahrnehmung: • der Qualität eines Geschmacks (angenehm, vertraut, unangenehm) • der Intensität gustatorischer Stimuli • von gustatorischen Informationen aus der Umgebung, die sicherheitsrelevante Hinweise liefern.
Interozeptives System: Sensorische Nervenendigungen, die sich in Muskeln, Organen und in den Eingeweiden des Körpers befinden.	Es ermöglicht die Wahrnehmung innerer Zustände und der damit einhergehenden Gefühle, Bedürfnisse und Emotionen.	Zuständig für die Wahrnehmung von: • Temperaturen • Schmerzen • Hunger • Muskelspannung • Schläfrigkeit/Wachheit • Herzfrequenz • Atemfrequenz • Verdauung • Funktion von Darm/Blase • Übelkeit • Nervosität.

Mit zunehmendem Alter lässt oft die Fähigkeit nach, sensorische und motorische Stimuli aus den einzelnen sensorischen Systemen zu verarbeiten, was verschiedene Ursachen haben kann (z. B. Traumata, kognitive Schwierigkeiten, Verletzungen, Krankheiten, Neuropathien, eine Rückenmarkskompression, Hirnschäden, neurodegenerative Erkrankungen). In solchen Fällen brauchen die Betroffenen Aktivitäten und materielle Umgebungen, die sie animieren, zum Mitmachen einladen und ihnen verschiedenartigen sensorischen Input bieten, weil ihre sensorischen und motorischen Fähigkeiten (z. B. Gesichtssinn, Gehörsinn, Tastsinn, Körperwahrnehmung und Balance) meistens schwächer werden. Der Ausdruck „Nutze es, oder du verlierst es“ (Use it or lose it) gilt auch für sensorisch basierte und bewegungsorientierte therapeutische Interventionen, die darauf abzielen, den Abbau der körperlichen Leistungsfähigkeit (deconditioning) und sensorische Deprivation zu mindern oder zu verhüten. Sensorische Strategien helfen auch, Agitiertheit und Sun-Downing-Effekte einzudämmen und fördern die aktive Beteiligung an Routinen und Aktivitäten des täglichen Lebens (Doble & Vania, 2009; King, 2012).

Wie in diesem Kapitel wiederholt dargelegt wurde, sind sensorisch basierte Ansätze für unterschiedliche therapeutische Ziele geeignet:

- Sicherheitsgefühl stärken (Deeskalation und Prävention)
- Selbstorganisation und Selbstregulierung stärken
- beunruhigende Zustände auflösen
- kompensatorische Unterstützungsmöglichkeiten anbieten
- vorbereitende Unterstützungsmöglichkeiten anbieten
- Unterstützung und Stärkung anbieten
- positive Formen der Ablenkung anbieten
- Gesundheit, Wohlbefinden und Lebensqualität verbessern
- Partizipation (an Aktivitäten, Routinen, Rollen) fördern.

Ein individualisierter und gezielter Ansatz stellt sicher, dass Menschen mit Demenz täglich „genau die richtige“ Quantität und Qualität an vielfältigen sensorischen Erfahrungen und Aktivitäten angeboten werden.

2.2 Sensorische Integration und Verarbeitung

Die sensorische Integration und Verarbeitung wird mithilfe verschiedener Denkansätze, Theorien und Fachausdrücke begründet und erforscht. In diesem Abschnitt werden etliche dieser Fachbegriffe näher betrachtet. Eine der Wegbereiterinnen auf dem Gebiet der sensorischen Integration ist Dr. Anna Jean Ayres. 1972 definierte sie sensorische Integration als „einen neurologischen Prozess, der Sinneswahrnehmungen aus dem Körper und der Umgebung organisiert und dafür sorgt, dass der Körper in der Umgebung effizient funktioniert" (Ayres, 1972, S. 11).

Ayres hat den Ansatz und die Theorie der sensorischen Integration ursprünglich für die Arbeit mit Kindern entwickelt, die an unterschiedlichen Lernstörungen und Beeinträchtigungen der neuronalen Entwicklung litten. Im Laufe der Zeit wurde der Ansatz von Ayres nicht nur bei Kindern, sondern auch bei Erwachsenen mit verschiedenartigen therapeutischen Bedürfnissen und Störungen angewendet. Viele Beschäftigungstherapeuten und andere Gesundheitsfachleute nutzen die sensorische Integration nach Ayres als Wissensgrundlage für die Entwicklung weiterer sensorisch basierter Modelle und Interventionen (Ayres, 1989, 2005). Die Arbeit von Ayres hat die Entwicklung des SMP maßgeblich beeinflusst, aber das SMP ist nicht identisch wie Ayres Sensory Integration® (ASI®), da es nicht mit allen ASI-Kriterien exakt übereinstimmt (Parham, Smith Roley, May-Benson, Koomar, Brett-Green, Burke, ... Schaaf, 2011).

Dieses Buch beschäftigt sich vor allem mit dem Bereich der sensorischen Modulation, die oft als die regulierende Komponente der sensorischen Integration und Verarbeitung bezeichnet wird. Der englische Begriff *sensory integration and processing (SIP),* den man im Deutschen als sensorische Integration und Verarbeitung beschreiben kann, ist gleichbedeutend mit dem Begriff sensorische Integration, wie Ayres ihn verstand, und mit dem von anderen führenden Vertretern aus dem Bereich der Ergotherapie verwendeten Begriff sensorische Verarbeitung. Beide Begriffe werden demnach synonym benutzt. Das SMP wird als Modell zur Konzeptualisierung und Strukturierung von Interventionen präsentiert. Die betreffenden Interventionen sind mit entsprechender Angleichung sowohl für die Arbeit mit Menschen, die Demenz haben, als auch für die Arbeit mit anderen Personengruppen geeignet. Die durch die Demenz verursachten Veränderungen des Gehirns führen zu einem Abbau der Nervenzellen und beeinträchtigen die sensorische Integration und Verarbeitung. Bei Veränderungen dieser Art ist die Auswahl sensorischer Interventionen, die vielfältig sind und den Betroffenen Freude machen, besonders wichtig. Diese Interventionen unterstützen die Neurogenese, d.h. das Wachstum oder die Vernetzung der Nervenzellen. Sie vermitteln ein Gefühl von Sicherheit und Wohlbefinden und verbessern die Funktionsfähigkeit und die soziale Teilhabe.

Einige Menschen bleiben im Alter lange Zeit gesund und rüstig. In diesem Buch geht es zwar in erster Linie um den Einsatz des SMP bei Menschen mit Demenz, aber es kann auch für die Arbeit mit Jugendlichen und Erwachsenen benutzt werden, unabhängig von deren Alter und Fähigkeiten. Dies bedeutet, dass viele der in diesem Buch präsentierten Konzepte und Strategien für unterschiedliche Menschen aller Altersgruppen geeignet sind. Um deren individuelle Präferenzen, ihr Alter sowie ihre medizinischen, kulturellen, religiösen, kontextuellen und umgebungsrelevanten Belange berücksichtigen zu können, muss das SMP allerdings entsprechend angepasst werden.

[Etwa zur gleichen Zeit wie Ayres entwickelte Dr. Andreas Fröhlich (Heilpädagoge und heilpädagogischer Psychologe, emeritierter Professor der Universität Koblenz-Landau) das Konzept der Basalen Stimulation im europäischen Raum. Das Konzept ging aus einem Schulversuch des Kultusministeriums des Landes Rheinland-Pfalz hervor. Fröhlich ging der Frage nach, wie Kinder und Jugendliche mit schwerer, mehrfacher Behinderung in den Schulalltag integriert werden können. Es stellte sich heraus, dass Kinder, die als nicht „bildbar" galten, „wie alle Menschen ein gleiches elementares Bedürfnis nach Wahrnehmung, Bewegung, Kommunikation und Lernen haben, sie können diese Bedürfnisse aber nur schwer äußern und selbständig befriedigen" (Bürli, 2006). Fröhlich suchte daher nach ganz einfachen, elementaren Wahrnehmungserfahrungen, um einen kommunikativen Zugang zu diesen Kindern zu bekommen. Damit sollte eine passende Lebens- und Lernwelt ermöglicht werden. Er knüpfte an zumeist vorgeburtliche Erfahrungen an und beruft sich auf die damaligen – noch spärlichen – neurowissenschaftlichen Erkenntnisse der Entwicklungsphysiologie und -psychologie. Frühe Sinneserfahrungen, die bereits im Mutterleib erlebt werden, bezeichnet er als „basale Wahrnehmungen", weil diese bei jedem Kind, welches eine Schwangerschaft überlebt hat, unabhängig von geistigen und körperlichen Beeinträchtigungen „ansprechbar" sind. Daraus entwickelte sich ein eigener, für die damalige Zeit neuer, pädagogisch kommunikativer Zugangsweg zum behinderten Kind. Fröhlich ging es damals darum, diesen Kindern elementare Anregung zu geben, Angebote zum Lernen zu unterbreiten und eine Form der Ansprache zu finden, die das jeweilige Kind versteht, und damit die „Bildbarkeit" behinderter Menschen zu belegen. Sein Hauptanliegen ist jedoch ein erfülltes Leben, das im Austausch mit anderen Menschen ermöglicht wird. Mitte der 1980er-Jahre übertrug die Krankenschwester und Diplom-Pädagogin Christel Bienstein, gemeinsam mit Fröhlich, das Konzept auf die Pflege erwachsener Menschen für den klinischen Alltag und Pflegeeinrichtungen. Ziel des Konzepts ist die am Alltag orientierte Begleitung, Förderung und Anregung elementarer Wahrnehmung und individueller Lernprozesse. Eingebunden in das tägliche Leben und Handeln des Betroffenen erfolgen Pflege und Betreuung in einem Dialog auf körperlicher Ebene. Ausgehend von der ganzheitlichen Sicht der Entwicklung des Menschen (Fröhlich,1996) erfolgen die Angebote nicht nur auf der Grundlage der sensorischen Systeme, sondern beachten Körpererfahrung, Gefühle, Sozialerfahrung, Bewegung, Kognition, Kommunikation und Wahrnehmung in gleicher Weise. Die Lebensthemen des Hilfebedürftigen, dessen Selbstbestimmung und Selbststeuerung sind dabei die Leitlinien pflegerischer Ansprache. Pädagogik und Pflege, aber auch Betreuung geschehen dann in Form eines „somatischen Dialogs", einem Zwiegespräch auf körperlicher Ebene. Anm. d. dt. Hrsg.]

2.2.1 Sensorische Deprivation

Aufgrund der demenzbedingten neurodegenerativen Veränderungen und anderer Krankheiten, an denen die Betroffenen möglicherweise leiden, lässt häufig auch die Fähigkeit nach, sensorischen Input zu registrieren und angemessen zu verarbeiten. Selbst das Gehirn gesunder Personen degeneriert und baut ab, wenn ihnen die täglich benötigte Quantität und Qualität an sensorischem Input vorenthalten wird. Menschen mit neurodegenerativen Erkrankungen, wie z.B. Demenz, müssen daher immer wieder mit sensorisch vielfältigen Aktivitäten und Erfahrungen konfrontiert werden, die ihnen Spaß machen. Bekommen Menschen nicht die benötigte Quantität und Qualität an sensorischem Input, d.h. ist dieser so gering, dass das Nervensystem geschädigt wird, spricht man von sensorischer Deprivation. Sensorische Deprivation führt zu Problemen in den Bereichen Kognition (z.B. Verwirrtheit, Halluzinationen, Wahnvorstellungen), Regulierung von Emotionen, sensorische Verarbeitung und Integration (z.B. Koordination, Balance), motorische Funktionsfähigkeit, Überempfindlichkeiten, Aggressionen, Selbstverletzungen und anderen problematischen Zuständen und Verhaltensweisen. Je länger die sensorische Deprivation anhält, desto schlimmer werden die damit einhergehenden Symptome und Verhaltensweisen. Folglich müssen die Betroffenen auf Anzeichen überprüft werden, die auf eine sensorische Deprivation hindeuten, denn diese wird häufig nicht bemerkt. Eine sensorisch stärkende Betreuung, die Einbettung entsprechender Erfahrungen in die Tagesroutine und sensorisch unterstützende materielle Umgebungen können sensorische Deprivation verhindern (Wood, Womack & Hooper, 2009).

2.3 Leitbegriff – Sensorische Verarbeitung

Laut Miller, Reisman, McIntosh und Simon (2001) umfasst der Begriff sensorische Verarbeitung folgende Kategorien:

- sensorische Modulation
- sensorische Diskrimination
- sensorisch basierte motorische Funktionsfähigkeit.

2.3.1 Sensorische Modulation

Sensorische Modulation ist ein neurophysiologischer Prozess, der in direkter Verbindung zur Fähigkeit der Selbstregulierung steht, weshalb er auch als *regulierende Komponente* der sensorischen Verarbeitung bezeichnet wird. Die Fähigkeit des Nervensystems, Sinneswahrnehmungen zu regulieren und zu organisieren, befähigt uns, angemessen und differenziert, d.h. weder zu heftig noch zu verhalten, zu reagieren. Dank sensorischer Modulation nehmen wir nur „relevante" Stimuli wahr und blenden „irrelevante" aus, sodass unser Erregungsniveau stets „optimal" ist.

Nach Miller, Reisman, McIntosh und Simon (2001) ist sensorische Modulation die Fähigkeit, den Grad, die Intensität und die Qualität der Reaktionen auf den sensorischen Input in geeigneter und angemessener Form zu regulieren und zu organisieren. Dies befähigt uns, ein optimales Leistungsniveau zu erlangen, dieses aufrechtzuerhalten und uns an die Herausforderungen des täglichen Lebens anzupassen.

Die Wahrnehmung von Stimuli und die Reaktion auf sie ist einzigartig für jede Person und entspricht immer dem Zustand ihres Nervensystems.

Dr. Winnie Dunn (2001) hat ein Vier-Quadranten-Modell entwickelt, in dem die sensorische Modulation in vier Kategorien eingeteilt wird. Innerhalb des Modells gibt es ein neurologisches und ein verhaltensbezogenes Reaktionskontinuum. Die vier Quadranten sind:

- *Sensorische Sensibilität* und *Vermeidung von Sinneswahrnehmungen*: Die Schwelle für neurologische Stimulation ist niedrig (der Betroffene nimmt die Stimulation schnell wahr oder empfindet sie als störend).
- *Geringe Wahrnehmung* und *Suche nach sensorischer Stimulation*: Die Schwelle für neurologische Stimulation ist hoch (der Betroffene hat Schwierigkeiten, die Stimulation wahrzunehmen und sich ihrer bewusst zu werden).

Das Muster der sensorischen Integration und Verarbeitung muss von einem auf diesem Gebiet erfahrenen Experten (z.B. einem Ergo-/Beschäftigungstherapeuten oder Physiotherapeuten) mithilfe eines entsprechenden Assessments ermittelt werden.

Sensorische Sensibilität

Sensorische Sensibilität bedeutet, dass manche Personen empfindlicher auf einen Stimulus reagieren als andere Personen gleichen Alters; sensorische Sensibilität kann ein oder mehrere sensorische Systeme betreffen. Ist nur ein sensorisches System betroffen, sind die Auswirkungen auf diesen Bereich beschränkt und die betroffenen Personen reagieren beispielsweise sensibel auf Geräusche (auditorisches System), bestimmte Geschmacksrichtungen/Gerüche (gustatorisches und olfaktorisches System) oder Temperaturen bzw. Berührungen (taktiles System). Erstreckt sich die Hypersensibilität auf mehrere Systeme, reagieren die betroffenen Personen vielleicht empfindlich auf Berührungen (taktiles System), laute Geräusche (auditorisches System) und helles Licht (visuelles System). Menschen mit Demenz sind schnell überfordert, wenn sie einer bestimmten Art von Stimuli oder einer Vielzahl von Stimuli über längere Zeit ausgesetzt sind. Auf die folgenden Stimuli reagieren Menschen mit Demenz häufig überempfindlich: visuelle Stimulation (Blitze, chaotische Umgebungen), Bewegung (Transfer, gehen, bewegt werden), bestimmte Gerüche, laute Geräusche, wenn ihnen zu kalt oder zu warm ist und wenn sie während ihrer Selbstversorgungsroutinen berührt oder gewaschen werden. Betreuungspersonen, die die Überempfindlichkeiten ihrer Klienten kennen, können verhindern, dass sie unnötig unangenehmen Erfahrungen ausgesetzt werden. Die Kenntnis der Überempfindlichkeiten ermöglicht es ihnen Strategien auszuwählen, die den Betroffenen helfen, unangenehme Stimuli notfalls zu tolerieren (etwa im Rahmen von Selbstversorgungsaktivitäten und um die Teilnahme am sozialen Leben und an Entspannungsangeboten zu fördern).

Vermeidung von Sinneswahrnehmungen

Menschen mit Demenz, die sich durch jede Art von Stimulation gestört fühlen, gehen bestimmten Situationen oder Erfahrungen gerne aus dem Weg. Dabei fluchen, weinen, schreien sie manchmal, versuchen, sich der Situation zu entziehen oder sogar, um sich zu schlagen, um der von ihnen als negativ wahrgenommenen Erfahrung zu entgehen. Die Kenntnis davon, welcher Teil der Erfahrung problematisch ist, kann eine wertvolle Information sein: Betreuungspersonen können die Information nutzen, um nach kreativen Lösungen zu suchen, die den Betroffenen entweder helfen, die Stimulation zu tolerieren oder aber die Intensität der störenden Stimulation zu verringern. So fühlen sich die Betroffenen wohl und suchen keinen Ausweg aus der Situation.

Geringe Wahrnehmung

Bei diesem (regulierenden) Muster der sensorischen Modulation brauchen die Betroffenen mehr Stimulation als andere Personen ihres Alters. Das Muster ähnelt der bewussten Suche nach sensorischer Stimulation (s. **Kap. 2.3.1**), die Betroffenen begeben sich jedoch nicht auf eine tatsächliche Suche. Sie wirken eher zurückhaltend, hängen ihren Tagträumen nach und haben, wie es scheint, weder die Motivation noch die Initiative, sich mit Aktivitäten zu beschäftigen, die ihnen die Stimulation bieten könnten, die sie brauchen, um sich regulierter zu fühlen. Sie nehmen Stimulation nicht so wahr wie andere und sie haben oft Schwierigkeiten, bei Aktivitäten aufmerksam und konzentriert zu bleiben. Wie bei den anderen Formen der sensorischen Modulation kann die geringe Wahrnehmung ein oder mehrere sensorische Systeme betreffen. Manchmal ist es schwierig zu erkennen, ob die geringe Wahrnehmung mit der Modulation zusammenhängt oder ob der Grund für das beobachtete Verhalten in der sensorischen Diskrimination zu suchen ist.

Die Suche nach sensorischer Stimulation

Ursache der Suche nach sensorischer Stimulation ist die Tatsache, dass die Betroffenen mehr Stimulation einer bestimmten Art oder mehr Stimulation verschiedener Art brauchen als andere Menschen ihres Alters. Die Suche nach sensorischer Stimulation kann sich darin äußern, dass die Betroffenen selbststimulierende Verhaltensweisen zeigen, sich weigern, bestimmte Dinge nicht mehr zu benutzen/zu tun oder bestimmte Formen der Stimulation dringend brauchen, weil sie diese im Rahmen ihrer Tagesroutine nicht in ausreichendem Maße bekommen (sensorische Deprivation, Abnahme der körperlichen Leistungsfähigkeit (deconditioning)).

Der Schweregrad der Probleme

Die Probleme mit der sensorischen Verarbeitung können leicht, mittel und schwer ausgeprägt sein. Leichte Symptome beeinträchtigen die Funktionsfähigkeit der Betroffenen nur minimal. Mittlere Symptome wirken sich negativ auf die Leistungsfähigkeit und die Teilhabe an Rollen und Aktivitäten des täglichen Lebens aus. Schwere Symptome beeinträchtigen die meisten Lebensbereiche der Betroffenen, einschließlich Sicherheitsgefühl, Wohlbefinden und Partizipation. Zudem verschlimmern sich die Symptome, wenn die Betroffenen sich unwohl fühlen, unter Stress stehen oder aufgewühlt sind (z.B. verwandelt sich unter Stress eine leichte Empfindlichkeit in eine schwere). Menschen jeden Alters haben das Bedürfnis nach gedämpftem Licht, einem ruhigen, weniger hektischen Ort und nach Ruhe, wenn sie sich krank fühlen. Bei Menschen, die von ihren tagtäglichen Erfahrungen bereits überfordert sind, kann ein Gefühl des Unwohlseins oder eine emotional aufwühlende Erfahrung das Muster ihrer sensorischen Integration und Verarbeitung erheblich beeinträchtigen. Sich von jedem x-beliebigen sensorischen Trigger überfordert zu fühlen, stellt für Menschen mit Demenz eine besondere Belastung dar, weil sie neben ihren sensorischen und kognitiven Problemen möglicherweise noch andere (etwa körperliche) haben.

Sensorische Diskrimination

Sensorische Diskrimination ist die Fähigkeit, in jedem der sensorischen Systeme verschiedenartige Stimuli zu unterscheiden. Sensorische Diskrimination hat nichts mit der Schärfe der Sinne zu tun, weil sie jenseits der Rezeptorebene im Gehirn erfolgt. Ein Beispiel: Die Fähigkeit zu entscheiden, ob etwas weich, rau, leicht, schwer, heiß, kalt, sauer, süß, hell, dunkel, schmerzhaft, schädlich oder wohltuend ist, hängt nicht nur davon ab, dass die Rezeptoren die Informationen richtig aufnehmen, sondern auch von der Fähigkeit, die von den Rezeptoren aufgenommenen Informationen an das Gehirn weiterzuleiten, wo die Verarbeitung der jeweiligen Qualitäten und Feinheiten der Stimuli stattfindet. Es sind die von den sensorischen Rezeptoren der einzelnen sensorischen Systeme aufgenommenen Informationen, die über die Rezeptorebene hinausgehen, um weiterverarbeitet zu werden (Diskrimination). Dann werden die Informationen an die höheren Hirnareale (die Hirnrinde) weitergeleitet, von wo aus die multisensorischen Wahrnehmungen in unser Bewusstsein gelangen.

Schwerkraftabhängige Wahrnehmungsstörungen

Ein bei vielen Menschen mit Demenz anzutreffendes Muster der sensorischen Verarbeitung ist die gravitationsbedingte Unsicherheit, die von der Funktion des vestibulären Systems abhängig ist. Wie auf S. 42 erwähnt, ist das vestibuläre System eine Art persönliches GPS, das u. a. für Balance, Gleichgewicht und räumliche Wahrnehmung zuständig ist. Nähere Informationen über seine Funktionen finden Sie in Tabelle 2-1 und Abbildung 2-1. Das Konzept der schwerkraftabhängigen Wahrnehmungsstörungen wird derzeit weiter erforscht und in der aktuellen Literatur werden zwei Ursachen diskutiert. Die erste geht von einer Hypersensibilität des vestibulären Systems aus. Das bedeutet, die Betroffenen reagieren aufgrund dieser Hypersensibilität überempfindlich auf Bewegungen – Bewegung überfordert sie und sie haben übermäßige Angst vor Stürzen. Diese Angst entsteht regelmäßig, wenn der Betroffene bewegt wird. Stellen Sie sich vor, Sie würden über einen Schwebebalken gehen, hätten mit Balance, Verwirrtheit, vermindertem Sehvermögen und schlechter räumlicher Wahrnehmung zu kämpfen und zu allem Überfluss käme jemand und würde Sie bewegen. Aus diesem Grund wehren sich viele Menschen mit Demenz, wenn sie bewegt werden und schlagen nach den Betreuungspersonen, die versuchen, ihnen zu helfen, die Position zu wechseln oder sie beim Transfer, bei Selbstversorgungsroutinen, bei Streckaktivitäten und beim Umhergehen zu unterstützen. Werden die Betreuungspersonen über schwerkraftabhängige Wahrnehmungsstörungen aufgeklärt, können sie bestimmte Verhaltensweisen besser verstehen und dieses Wissen berücksichtigen. So ist die Entwicklung von Strategien möglich, die gewährleisten, dass die Betroffenen sich sicher und unterstützt fühlen und somit auch weniger zu Angstreaktionen neigen, wenn sie bewegt werden.

Als zweite Ursache der schwerkraftabhängigen Wahrnehmungsstörungen werden Schwierigkeiten bei der sensorischen Diskrimination betrachtet. Menschen, die Probleme mit der Diskrimination verschiedenartiger Stimuli haben, empfinden die Welt oft als verwirrend und haben Angst, sich in ihr zu bewegen. Schwierigkeiten im Bereich der vestibulären Diskrimination führen dazu, dass die Betroffenen sich im Rahmen von Aktivitäten oder pflegerischer Interventionen, die mit Bewegung verbunden sind, unsicher fühlen. Das vestibuläre System hat auch eine Verbindung zu anderen sensorischen Systemen, die unser Sicherheitsgefühl stabil halten, wenn wir uns selbst bewegen oder bewegt werden. Daher sollten Sie zusammen mit Rehabilitationsfachleuten herauszufinden versuchen, welcher Art die Schwierigkeiten der Klienten sind, die an einer schwerkraftbedingten Wahrnehmungsstörung leiden oder bei Bewegungen jeglicher Art mit Angst oder aggressivem Verhalten reagieren.

Sensorisch basiertes motorisches Leistungsvermögen

Sensorisch basiertes motorisches Leistungsvermögen ist das Ergebnis der Zusammenarbeit des propriozeptiven, taktilen, vestibulären und visuellen Systems. Die gelingende Zusammenarbeit dieser Systeme befähigt uns, unseren Körper effizient, sicher und funktional zu bewegen. Die sensorisch basierte motorische Leistungsfähigkeit ist beeinträchtigt, wenn bei einem Menschen Probleme mit einem für die Bewegung zuständigen System vorliegen. Gemeinsam gewährleisten die Systeme:

- Körperkoordination
- Muskeltonus
- Körperhaltung
- Balance und Gleichgewicht
- Wahrnehmung des Raums
- Wahrnehmung der Richtung
- Körperwahrnehmung
- Muskelkraft
- Handlungsplanung.

Das Voranschreiten der Demenz und die Verschlimmerung der Symptome beeinträchtigen die sensomotorischen Fähigkeiten der Betroffenen. Die für Bewegung zuständigen Sinne befähigen uns, unseren Körper sicher zu bewegen, Balance zu halten und Bewegungen gezielt auszuführen (Treppen zu überwinden, feinmotorische Arbeiten durchzuführen, die Notwendigkeit von Bewegungen zu antizipieren). Menschen mit Demenz sind häufig mit Veränderungen eines oder mehrerer sensorischer Systeme konfrontiert, weil sie nicht mehr richtig sehen können und/oder einen Schlaganfall oder andere Beeinträchtigungen erlitten haben. Wie ausgeprägt diese Veränderungen der Funktionsfähigkeit und des Verhaltens sind, hängt davon ab, welche Hirnareale geschädigt sind und wie gravierend die Schäden sind. Mit Voranschreiten der Demenz manifestieren sich häufig Schwierigkeiten mit der Koordination, Balance, räumlichen Wahrnehmung sowie der Fähigkeit, effizient zu kommunizieren.

Handlungsplanung ist die Fähigkeit, die zur Durchführung einer Aktivität notwendigen Schritte in der richtigen Reihenfolge zu absolvieren. Diese Fähigkeit steht in Wechselbeziehung mit den sensomotorischen Fertigkeiten und mit der Fähigkeit, sensorische Stimulation effizient zu unterscheiden. Erreicht die Demenz das mittlere und schwere Stadium, treten gewöhnlich Probleme mit der Planung von Handlungen auf. Die Koordination und die korrekte Durchführung motorischer Aktivitäten machen das Essen und das Schlucken ohne zu würgen möglich. Sie befähigen uns auch dazu, sicher gehen zu können und die für eine handwerkliche Aktivität notwendigen Schritte sowie Selbstversorgungsaufgaben durchzuführen – und sie sind (zum Teil) sensorisch-motorischen Fähigkeiten zu verdanken.

Ein Assessment durch einen Rehabilitationsexperten hilft zu ermitteln, welche sensorischen und motorischen Systeme beeinträchtigt sind. Erst dann können Rehabilitationsmaßnahmen, tägliche Aktivitäten und kompensatorische Strategien ausgewählt werden, die geeignet sind, die Fertigkeiten der Betroffenen so lange wie möglich zu erhalten und trotz fortschreitender Demenz Sicherheit, Partizipation und Lebensqualität zu gewährleisten.

2.4 Evidenzbasierte Praxis und sensorisch basierte Interventionen

Immer mehr Studien befürworten den Einsatz sensorisch basierter Interventionen bei Menschen mit Demenz. Laut Padilla (2011) ermöglicht die sachkundige Arbeit mit sensorischen Ansätzen den betroffenen Menschen, ihre oft trügerischen und verwirrenden Erfahrungen und Umgebungen besser zu verstehen. Zudem wurde festgestellt, dass sensorisch basierte Interventionen die Teilnahme an Aktivitäten des täglichen Lebens (Essen, Baden, Sich-Anziehen) fördern, weil sie dazu beitragen, dass die Klienten ruhiger, entspannter und weniger agitiert sind (Padilla, 2011). Gemäß King (2012) dämpfen sensorisch basierte Interventionen die Agitiertheit und fördern die aktive Teilnahme an Aktivitäten. Andere Forscher kamen zu dem Schluss, dass sensorisch basierte Ansätze zu kurzfristigen positiven Verhaltensänderungen, mehr sozialen Interaktionen und Partizipation geführt haben (Calkins, 2005; Chen, Yang, Chi, & Chen, 2013; Doble & Vania, 2009; Dowling, Graf, Hubbard & Luxenberg, 2007; Hope, 1997; Hope & Waterman, 1998; Klages et al., 2011; Locke & Mudford, 2010; Sánchez, Millan-Calenti, Lorenzo-Lopez & Maseda, 2013; Staal, Amanda, Matheis, Collier, Calia, Hanif & Kofman, 2007).

Nach Aman und Thomas (2009) konnte ein Übungsprogramm, das über einen Zeitraum von 3 Wochen 3-mal wöchentlich in einem Pflegesetting durchgeführt wurde, bei Menschen mit schweren kognitiven Beeinträchtigungen die Agitiertheit und Unruhe verringern und die Zeit verkürzen, die sie brauchten, um sechs Meter zu gehen. Das Übungsprogramm beanspruchte 30 Minuten Übung pro Sitzung (davon 5 Minuten Aerobic-Übungen und 15 Minuten Ausdauertraining). Bemerkenswert ist, dass viele Studien, die auf die positiven Ergebnisse von sportlicher Betätigung verweisen, die beteiligten sensorischen Systeme nicht erwähnen. Doch wie wir wissen, sind bei sportlicher Betätigung das propriozeptive, vestibuläre, taktile und das visuelle System äußerst aktiv. Es ist wichtig, die Beziehung zwischen den verschiedenen Arten von sensorischem Input und bestimmten Aktivitäten und Ergebnissen zu kennen, um neue Aktivitäten mit ähnlichem Input zu finden und damit die Anzahl geeigneter Strategien zu erhöhen.

[Die Studie der Hochschule für angewandte Wissenschaften St. Gallen (Kohler et al., 2018) zu „Auswirkungen von Basaler Berührung auf das herausfordernde Verhalten während der Körperpflege bei Menschen mit Demenz“ konnte zeigen, dass körperliche Aggression, körperlich nicht aggressives Verhalten und Anspannung/Unruhe nach der Anwendung Basaler Berührung statistisch signifikant weniger häufig zu beobachten war und Entspannung/Ruhe/Sicherheit statistisch signifikant zugenommen haben. Basale Berührung ist ein Konzept aus der Basalen Stimulation zum Verhalten, vor, während und nach pflegerischen Handlungen. Basales Berühren spricht die betroffene Person über verschiedene Sinne an. Die Pflegenden/Betreuenden richten ihr Berührungsverhalten auf die Betroffenen und deren Reaktionen aus. Dabei geschieht das Berührungsverhalten integriert in die „Alltagshandlung“ (vgl. Basales Berühren, Buchholz & Schürenberg, 2013). Anm. d. dt. Hrsg.]

In der Studie von Cohen-Mansfield, Libin und Marx (2007) wurden nicht pharmakologische Interventionen so spezifiziert und konzipiert, dass sie die kognitiven, sensorischen und körperlichen Fähigkeiten und lebenslangen Gewohnheiten und Rollen der Klienten berücksichtigten. Die Umsetzung dieser individualisierten Interventionen führte dazu, dass die Klienten weniger agitiert waren, mehr Spaß hatten und sich für die ausgewählten Aktivitäten interessierten. Livingston, Kelly, Lewis-Holmes, Baio, Morris, Patell ... Cooper (2014) haben 160 Forschungsstudien, deren Ziel die Reduzierung von Agitiertheit in der Demenzpflege war, systematisch ausgewertet. Die Auswertung ergab, dass personzentrierte Pflege, kommunikative Fähigkeiten, sensorisch basierte therapeutische Aktivitäten und Dementia Care Mapping (DCM) geeignet waren, die Agitiertheit bei Menschen mit Demenz in Pflegeheimen zu reduzieren.

Abschließend kann festgestellt werden: Immer mehr Forschungsstudien kommen zu dem Schluss, dass sensorisch basierte Interventionen die Stimmung positiv beeinflussen. Sie fördern die Teilnahme an Aktivitäten des täglichen Lebens ebenso wie Angebote, die Entspannung und soziale Kontakte ermöglichen. Zudem sind sie in der Lage, die Agitiertheit bei Menschen mit Demenz zu reduzieren. Das SMP ist ein Modell zur Umsetzung sensorisch basierter Ansätze bei Menschen mit Demenz.

3
Das Sensory Modulation Program

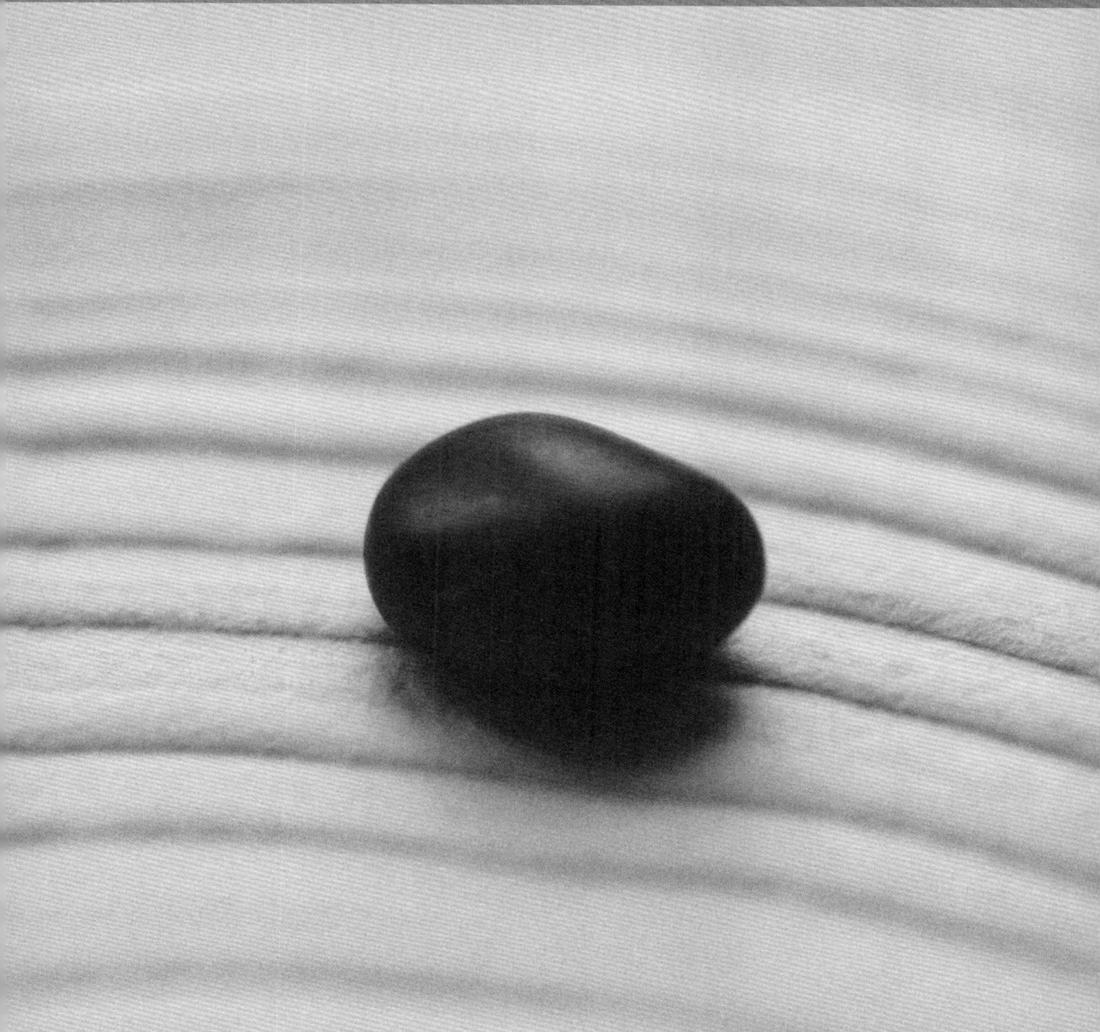

Erst das integrierte Erleben der Möglichkeiten einzelner Sinnesorgane im Kontext des ganzen Körpers kann dazu führen, dass sie sich in Übereinklang mit dem Orchester aller anderen Sinne und dem Empfinden des ganzen Menschen entwickeln.
Helmut Milz

Das Sensory Modulation Program (SMP) ist ein Modell, dessen umfassende Methodologie geeignet ist, sensorisch modulationsrelevante Interventionen bei unterschiedlichen Populationen einzusetzen. In diesem Kapitel werden die Komponenten des SMP vorgestellt und in den nachfolgenden Kapiteln näher erläutert. Ursprünglich wurde das SMP für die Arbeit mit Jugendlichen, Erwachsenen und älteren Menschen entwickelt. Die Autorin hat es so angepasst, dass es bei Menschen aller Altersgruppen, einschließlich Menschen mit Demenz, und in so verschiedenartigen Settings wie stationäre Langzeitpflege, qualifizierte Pflege, Forensik, Schule und häusliche Umgebung eingesetzt werden kann (Champagne, 2011). Außerdem wurde das SMP für die Palliativpflege, die Unterstützung des Schmerzmanagements und für Klienten in der Lebensendphase angepasst und neben anderen Interventionen auch eingesetzt. Das Buch will aufzeigen, weshalb Menschen mit Demenz von dem Einsatz des SMP profitieren.

Die demenzbedingten Veränderungen der sensorischen Wahrnehmung und der kognitiven Fähigkeiten machen es für die Klienten immer schwieriger, alltägliche Erfahrungen zu verstehen. Schreitet die Demenz weiter voran, brauchen Klienten und Betreuungspersonen mehr professionelle Unterstützung und Strategien, die bewirken, dass die Klienten sich sicher, unterstützt und funktionsfähig fühlen. Das SMP ist eine Anleitung für die Anwendung verschiedenartiger, individualisierter, sensorisch basierter Ansätze, wie z. B.:

- Gefühle der Sicherheit und Geborgenheit vermitteln
- Selbstkohärenz und Selbstregulierung stärken
- kognitive und sensorisch basierte Unterstützungsmöglichkeiten ausfindig machen und einsetzen
- die Klienten, je nach ihren Möglichkeiten, zu sinnvollen Rollen, Routinen, Aktivitäten und Beziehungen befähigen (Champagne, 2011).

Der gezielte, verantwortungsbewusste und klientzentrierte Einsatz des SMP fördert die Entwicklung einer starken therapeutischen Beziehung zwischen Klient, Betreuungsperson(en) und sonstigen Mitarbeitern, da der therapeutische Einsatz der Person die wichtigste Komponente des SMP darstellt. Therapeutischer Einsatz der Person bedeutet, dass Betreuungspersonen oder Mitarbeiter sich um ein empathisches Auftreten bemühen und ihre Körpersprache (z.B. Verhalten, Körperhaltung, Stimme) gezielt einsetzen, um die Klienten zu stärken.

Die Arbeit mit dem SMP erfordert ein zusätzliches Training oder zusätzliche Beratung, wenn es um die Anpassung und Anwendung seiner Konzepte geht. Einige Interventionen lassen sich gut in die pflegerische Arbeit integrieren, aber bei der Anwendung der vielen verschiedenen sensorisch basierten Ansätze und bei der Veränderung und Verbesserung der materiellen Umgebung müssen Sicherheitsbelange und Kontraindikationen berücksichtigt werden. Daher ist es ratsam, mit Rehabilitationsexperten (Beschäftigungstherapeuten oder Physiotherapeuten) zusammenzuarbeiten, die Erfahrung auf dem Gebiet der sensorischen Integration und Verarbeitung haben, um eine sichere und sachkundige Umsetzung des SMP zu gewährleisten.

3.1 Die Komponenten des Sensory Modulation Program

Das SMP umfasst sieben Komponenten und kann individuell und programmatisch genutzt werden (Champagne, 2011). Die Komponenten sind:

- therapeutischer Einsatz der Person
- sensorisch basierte Assessments im Rahmen des allgemeinen Assessmentprozesses (zur Festlegung sensorisch basierter Ziele und Erleichterung der Interventionsplanung)
- sensomotorische Aktivitäten
- sensorisch basierte Modalitäten
- sensorische Diät (sensorische, gezielt in die tägliche Routine integrierte Strategien) [„Diät“, im Kontext der Sinne, wirkt in unserem Sprachraum ein wenig verwirrend, wurde aber von der Ergotherapeutin Wilbarger als feststehender Begriff in das SMP und damit in die englische Fachsprache eingeführt. Im Deutschen wird Diät mit „Schonkost“ (Hippokrates), Verzicht und Gewichtsabnahme verbunden. Der Begriff „Diät“ geht auf das griechische „diaita“ zurück, was ursprünglich Lebensführung/Lebensweise meint. Im Zusammenhang mit der SMP könnte man sensorische Diät als „Nahrung“ oder „ausgewogene Kost“ für die Sinnessysteme des demenzkranken Menschen verstehen. Inhaltliches Ziel ist, dem demenzkranken Menschen Sinneserfahrungen zu ermöglichen, zu denen er von sich aus nicht mehr in der Lage ist. Diese Form der „Diät“ soll den Alltag mit sinnlichen Erfahrungen anreichern und somit den Betroffenen „Nahrung“ für die Sinne bieten. Anm. d. dt. Hrsg.]
- Veränderungen und Verbesserungen der Umgebung
- Einbeziehung und Unterweisung von Klienten und Betreuungspersonen.

Viele Gesundheitsfachleute setzen nicht das ganze SMP ein, sondern nur eine oder mehrere Komponenten, was in manchen Situationen durchaus sinnvoll sein kann, beispielsweise wenn ein Klient nicht das ganze SMP, sondern lediglich eine bestimmte sensorische Modalität (beschwerte Puppe, tiergestützte Therapie), eine sensorische Aktivität (Sich-Strecken, Kochen oder handwerkliche Aktivität) oder den Sinn- und Fühlraum benötigt. Komplementäre oder integrative Therapien sind ebenfalls sensorisch basiert und gelten als Teil des SMP. Doch um optimale Ergebnisse zu erzielen, ist eine gezielte, individualisierte und vollständige Umsetzung des SMP erforderlich. In den folgenden Abschnitten werden die einzelnen Komponenten des SMP mit entsprechenden Beispielen vorgestellt.

3.1.1 Therapeutischer Einsatz der Person

Therapeutischer Einsatz der Person bedeutet: Die eigene Person wird beim Umgang/bei Interaktionen mit einem Gegenüber bewusst eingesetzt, um Vertrauen aufzubauen und eine Beziehung zu entwickeln. Diese Komponente wird häufig von Betreuungspersonen, Mitarbeitern und sonstigen Dienstleistungsanbietern genutzt. Unabhängig davon, ob die für die Pflege zuständige Person ein naher Angehöriger oder ein Gesundheitsexperte ist, der therapeutische Einsatz der Person ist die Grundlage einer rücksichtsvollen, wohlwollenden und ganzheitlichen Pflege. Therapeutischer Einsatz der Person bedeutet, seine Energie, Körperhaltung und Persönlichkeit respektvoll, empathisch und fürsorglich zum Wohl von Klienten und Betreuungsperson(en) einzusetzen. Diese Komponente ist die wichtigste des SMP (Champagne, 2011; Yamaguchi, Maki & Tamagami, 2010). Die therapeutische Beziehung beginnt mit dem Aufbau einer Verbindung und eines freundschaftlichen Verhältnisses zu dem Klienten und sonstigen Betreuungspersonen. Die therapeutische Beziehung hilft den Klienten und Betreuungsperson(en), ein Gefühl der Sicherheit und Geborgenheit zu entwickeln, was umso wichtiger ist, wenn die Schwierigkeiten der Klienten zunehmen.

Die Verletzlichkeit von Menschen mit Demenz nimmt zu, je weiter ihre Krankheit voranschreitet. Deshalb ist es wichtig, dass eine vertrauensvolle Beziehung aufgebaut und aufrechterhalten wird – eine enge therapeutische Beziehung ist die Voraussetzung für eine klientzentrierte Pflege (Geller & Porges, 2014). Klientzentriert bedeutet, mit den Klienten und ihren Lieben auf eine Art und Weise umzugehen, dass die therapeutische Beziehung, die Privatsphäre der Klienten, ihre individualisierten Bedürfnisse und Ziele, Vorlieben, Überzeugungen ebenso wie ihre Werte, ihre Würde und der respektvolle Umgang mit ihnen im Zentrum des Betreuungsprozesses stehen. Dies gewährleistet, dass die Wünsche und Bedürfnisse der Klienten im Vordergrund stehen und nicht ihre Demenz oder andere Dinge, wie z. B. die Vorlieben, Werte oder Mutmaßungen der Gesundheitsfachleute (Veselinova, 2014). Ein klientzentrierter Ansatz, der auf den therapeutischen Einsatz der Person setzt, legt Wert darauf, dass nicht nur die grundlegenden Bedürfnisse der Klienten erfüllt sein müssen, sondern dass diese auch das Gefühl haben, optimal betreut und respektiert zu werden und bei Entscheidungen über ihre Betreuung und deren Realisierung im Mittelpunkt zu stehen.

Einfühlungsvermögen (attunement) ist die Grundlage eines klientzentrierten, beziehungs- und traumaorientierten Ansatzes. Mehr Informationen über traumaorientierte Pflege finden Sie in **Kapitel 1**. Mit Einfühlungsvermögen ist die Fähigkeit gemeint, eine enge Beziehung zu Menschen aufzubauen, ungeachtet dessen, wie alt sie sind und welche Fähigkeiten sie haben. Wird in der Literatur Einfühlungsvermögen behandelt, ist häufig von Bindungen die Rede, besonders im Zusammenhang mit Aufbau und Entwicklung der Mutter-Kind-Beziehung. Diese Fähigkeit ist auch bei Menschen mit Demenz gefragt, weil sie in erster Linie Personen sind, die Verbundenheit, Mitgefühl, Bestätigung und Trost brauchen. Um eine einfühlsame Beziehung aufzubauen, spielt der bewusste Umgang mit der verbalen und nonverbalen Kommunikation eine entscheidende Rolle. Ältere Menschen höflich und auf eine ihrem Alter und ihrer Kultur angemessene Weise zu behandeln, ist wichtig für eine effiziente und respektvolle Kommunikation und zeugt von Einfühlungsvermögen. Die nachfolgend aufgeführten Merkmale verbaler Kommunikation sind bei der Arbeit mit Menschen, die Demenz haben, unbedingt zu berücksichtigen (McEvoy & Plant, 2014):

- angemessene Sprache benutzen
- mit sanfter Stimme sprechen
- nicht zu laut sprechen
- deutlich sprechen
- langsam sprechen
- immer nur ein Konzept oder einen Schritt erläutern
- kurze, direkte Fragen stellen
- bei fortschreitender Demenz prüfen, ob offene oder geschlossene Fragen besser geeignet sind
- Musik spielen und singen
- kulturelle und religiöse Besonderheiten kennen und berücksichtigen
- prüfen, ob alle Interaktionen altersgerecht sind.

[Die Untersuchung zur Anwendung der integrativen Validation und der Basalen Stimulation in der Begleitung von Personen mit Demenz hat gezeigt, dass Pflegende und Demenzkranke je unterschiedliche „Interessen" in ihrer Beziehung verfolgen. „Personen mit Demenz wie auch Mitarbeitende teilen ein Bedürfnis nach Sicherheit. Dieses Bedürfnis versuchen beide Gruppen jedoch durch je unterschiedliche Handlungsstrategien zu erreichen: Personen mit Demenz suchen Sicherheit durch Nähe, um sich in einer zunehmend fremden Welt zu orientieren. Mitarbeitende suchen dagegen Sicherheit durch Distanz, die ihnen (Eigen- und Fremd-)Kontrolle zur Minimierung ihrer vielfältigen Arbeitsbelastungen ermöglicht" (Dammert, Keller, Beer & Bleses, 2016). Insofern kann festgestellt werden, dass die Qualität der Beziehung zwischen Betreuungsperson und Betroffenem das wesentliche Element der gelingenden Umsetzung eines wie auch immer gearteten Konzeptes ist (vgl. Buchholz, 2017). Anm. d. dt. Hrsg.]

Viele Menschen wissen, dass Musik bei Menschen mit Demenz eine therapeutische Wirkung hat, doch auch das Singen ist eine Strategie der verbalen Kommunikation (Chatterton, Baker & Morgan, 2010; Hammar, Emami, Engstrom & Gotell, 2010, 2011).

Wir kommunizieren zeitlebens überwiegend nonverbal. Bei der Interaktion mit Menschen, die Demenz haben, sind folgende Punkte zu beachten:

- aktiv, empathisch und verständnisvoll zuhören (zeigen, dass man interessiert, aufmerksam und aufrichtig ist)
- freundlich und höflich auftreten
- sich gegenüber dem Klienten und anderen positiv verhalten
- Verhalten und Körpersprache müssen unmissverständlich und ruhig sein
- Blickkontakt (anteilnehmend, direkt, interessiert, offen)
- anteilnehmende Berührungen
- langsame Bewegungen
- Gesten (unmissverständlich, anteilnehmend und direktiv)
- nicken
- Körperposition und -haltung beachten (in das Gesichtsfeld der Klienten treten und sich ihnen von vorne nähern).

Schreitet die Demenz weiter voran, ist neben den verbalen Äußerungen, zu denen die Klienten noch fähig sind, immer öfter auf ihre nonverbale Kommunikation zu achten (z. B. Veränderungen in folgenden Bereichen: Emotionen, Vorlieben/Abneigungen, Funktionsfähigkeit unter bestimmten Bedingungen, die Fähigkeit zu erkennen, was hilft). Wichtig ist auch, den Klienten ausreichend Zeit zu geben, damit sie die Informationen verarbeiten und entsprechend reagieren können. Zudem ist es ratsam, die eigene Art der Kommunikation zu verändern und zu beobachten, wie die Betroffenen in unterschiedlichen Situationen darauf reagieren. Für Menschen mit Demenz wird es immer schwieriger, Informationen zu verarbeiten und zu kommunizieren, weil sich die für diese Fähigkeiten zuständigen Teile des Gehirns verändern (Jootun & McGhee, 2011; McEvoy & Plant, 2014; de Vries, 2013). Angesichts der voranschreitenden Krankheit ist die Voraussetzung für eine erfolgreiche Umsetzung des SMP die Stärkung der therapeutischen Beziehung, d.h. kontinuierliche Beobachtung des Einsatzes der eigenen Person und Veränderung der Kommunikation mit den Klienten und der Deutung ihrer Erfahrungen.

3.1.2 Sensorisch basierte Assessments

Sensorisch basierte Assessments dienen der Sammlung von Informationen, die Auskunft über das individuelle Muster der sensorischen Verarbeitung eines Klienten geben: Dieses Muster fließt dann in die Entwicklung eines individualisierten SMP ein. Das Assessment informiert auch über individuelle Sicherheits- und medizinische Belange (wie Allergien, empfindliche Haut, Atemwegsprobleme), die berücksichtigt werden müssen, bevor die sensorisch basierten Strategien zum Einsatz kommen. All diese Informationen geben Aufschluss über die Bedürfnisse, Stärken und Ziele des Klienten. Sie spielen auch eine Rolle, wenn es darum geht, abzuwägen und zu entscheiden, weshalb bestimmte sensorisch basierte Strategien besser geeignet sind als andere. [Vgl. den Ansatz der „Sensobiografie" (Buchholz, 2013). Anm. d. dt. Hrsg.] Ein Beispiel: Lehnt ein Klient taktilen Input ab, wäre es wichtig, dies zu wissen, bevor sensorisch basierte Strategien dieser Art zum Einsatz kommen. Ist die Informationssammlung abgeschlossen, werden potenziell geeignete sensomotorische Aktivitäten, sensorisch basierte Modalitäten und Unterstützungsmöglichkeiten in der Umgebung erörtert. Bei manchen Klienten erfordert der gleichzeitige Einsatz verschiedener sensorische Strategien eine langsame Vorgehensweise, d.h. die Strategien werden mit zeitlichem Abstand einzeln eingesetzt, um eine Überforderung dieser Klienten zu vermeiden. Die Vorgehensweise fördert Strategien zutage, die besser helfen als andere. Diese hilfreichen Strategien werden Teil einer individualisierten Tagesroutine, der *sensorischen Diät*. Ein erneutes Assessment zeigt, ob die Vorlieben, Abneigungen, Bedürfnisse und Ziele eines Klienten gleich geblieben sind oder sich verändert haben und einer Aktualisierung bedürfen. **Kapitel 4** beschäftigt sich ausführlicher mit dem Thema Assessment.

3.1.3 Sensomotorische Aktivitäten

Sensomotorische Aktivitäten sind solche, die die Klienten sensorisch und motorisch in einer Weise stimulieren, die ihren Bedürfnissen und Zielen entspricht. Die Möglichkeiten sind unbegrenzt, weil alles, was wir wahrnehmen, auf die eine oder andere Art unsere Sinne beansprucht und die meisten Aktivitäten darüber hinaus die Klienten auch anspornen, sich zu bewegen. Der Gesichtssinn befähigt uns, dank der Augenmuskulatur, unsere Umgebung zu erkunden und zu fokussieren. Winzige Muskeln in den Ohren sind zuständig für den Hörvorgang und sogar an der Atmung sind Muskeln beteiligt! Sinnvolle Aktivitäten, die den künstlerischen und kreativen Ausdruck fördern, und solche, die zum Bewegen anspornen, sind Beispiele für sensomotorische Aktivitäten, die bei Menschen mit Demenz häufig zum Einsatz kommen (Cowl & Gaugler, 2014; Pitkälä, Savikko, Poysti, Strandberg & Laakkonen, 2013; Pöllänen & Hirsimäki, 2014). Was eine sensomotorische Aktivität, die Teil des SMP ist, von einer unterscheidet, die der Zerstreuung dient, ist die Tatsache, dass sie auf einem wohl überlegten Konzept basiert, das den Betroffenen hilft, ihre therapeutischen Ziele zu realisieren. Beispiele für sensomotorische Aktivitäten sind:

- künstlerische Aktivitäten
- handwerkliche Aktivitäten
- Musik hören
- ein Instrument spielen
- sportliche Betätigung und Dehnaktivitäten
- Wettkampfspiele (Bowling, Ringe werfen)
- Bingo oder Karten spielen
- Tanzen (im Sitzen oder Stehen)
- soziale Ereignisse oder Partys organisieren oder daran teilnehmen
- ein Tier streicheln (Hund oder Katze)
- Weben, Dinge sortieren oder falten
- [Selbstversorgungsaktivitäten (Sich-Waschen, Sich-Baden, Sich-Kleiden sowie Essen und Trinken). Anm. d. dt. Hrsg.]

Wie bereits erwähnt, müssen die Aktivitäten, die Teil des SMP sind, die Sinne stärken, sinnvoll und auf ein Ziel ausgerichtet sein, dem Alter der Klienten entsprechen und auf ihre Bedürfnisse, Werte und Ziele zugeschnitten sein (Letts, Edwards, Berenyi, Moros, O'Neill, O'Toole & McGrath, 2011). Dass ein Klient Demenz hat, bedeutet nicht, dass ihm irgendwelche sinnlosen Aktivitäten zugemutet werden können. Menschen mit Demenz können durchaus mit Aktivitäten betraut werden, die sinnvoll und zweckdienlich sind (z. B. Silbergeschirr polieren, für die Mahlzeiten Servietten falten, Wäsche sortieren, bei der Vorbereitung von Aktivitäten oder Mahlzeiten helfen).

Bei der Planung und Durchführung ihrer Pflege müssen spirituelle und kulturelle Belange genauso berücksichtigt werden wie sensomotorische Aktivitäten. Aktivitäten spiritueller Art sollen den Klienten helfen, mit Ritualen und Aktivitäten, die eine große Bedeutung für sie hatten, in Verbindung zu bleiben: Besuche von Geistlichen, Gotteshäuser besuchen oder im Fernsehen übertragene Gottesdienste anschauen,

Einhaltung religiöser Feiertage sowie die Teilnahme an damit zusammenhängenden Ereignissen und Zugang zu Dingen, die ihren Glauben begründen (Bibel, Koran, Torah, Rosenkranz, Gospel-Musik usw.). Die Kenntnis der kulturellen Normen und Werte der Klienten und ihrer Familien offenbart deren Einstellung gegenüber Demenz, ihre Bereitschaft, Hilfe/Pflege zu akzeptieren, ihre Art zu kommunizieren und sie bietet die Möglichkeit, ihnen für ihre Kultur typische Aktivitäten anzubieten, wie z. B. bevorzugte Speisen zubereiten, Festtagsfeiern organisieren, Musik spielen, die sie mögen, und vieles mehr!

3.1.4 Sensorisch basierte Modalitäten

Eine Modalität ist ein Werkzeug, Objekt oder Gerät, das für bestimmte therapeutische Zwecke eingesetzt wird. Die sensorisch basierten Modalitäten zielen, wie auch die anderen Komponenten des SMP, darauf ab, die Klienten zur Selbstorganisation zu befähigen und bestimmte Bedürfnisse und Ziele zu realisieren (Champagne, 2011). Für Menschen mit Demenz geeignet sind folgende sensorische Modalitäten:

- klinische Aromatherapie
- expressive Kunsttherapien (Musik, Kunst, Bewegung)
- Lichttherapie
- tiergestützte Therapie
- beschwerte Modalitäten (Decke, Schoßkissen, Umhängetuch oder Weste)
- Aktivitäten wie Bürsten oder auf einen Sitzsack zu klopfen
- Biofeedback.

Immer mehr Studien belegen die Wirksamkeit einiger häufig eingesetzter sensorisch basierter Modalitäten. Sensorisch basierte Modalitäten, die bei geriatrischen Populationen und bei Menschen mit Demenz eingesetzt und als effizient bewertet wurden, sind: klinische Aromatherapie, Musiktherapie, tiergestützte Therapie (Perkins, Bartlett, Travers & Rand, 2008; Williams & Jenkins, 2008) und Lichttherapie (Dowling, Graf, Hubbard & Luxenberg, 2007). In Forschungsartikeln werden sensorisch basierte Modalitäten auch als komplementäre, integrative oder nicht pharmakologische Interventionen bezeichnet. Weitere Forschungsarbeiten müssen den Nachweis erbringen, dass ein breites Spektrum sensorisch basierter Modalitäten einschließlich entsprechender Sicherheitsbelange und Kontraindikationen für Menschen mit Demenz hilfreich sind.

Aus Sicherheitsgründen ist vor der Arbeit mit therapeutischen, sensorisch basierten Modalitäten häufig ein zusätzliches Training erforderlich. Zudem sind in medizinischen Einrichtungen oder qualifizierten Pflegeeinrichtungen für die Arbeit mit sensorisch basierten Modalitäten Richtlinien und Arbeitsanleitungen vorgegeben. Vor der Anwendung sensorisch basierter Modalitäten bei Menschen mit Demenz und Menschen mit anderen gesundheitlichen Problemen oder psychischen Erkrankungen müssen medizinische und klinische Sicherheitsempfehlungen und Kontraindikationen identifiziert und berücksichtigt werden. Die Zusammenarbeit mit medizinischen Fachpersonen und Rehabilitationsexperten vermittelt die Expertise, die für die sichere Anwendung sensorisch basierter Aktivitäten und Modalitäten sowie für die Entwicklung von Richtlinien und Arbeitsanleitungen für die Praxis nötig ist.

3.1.5 Sensorische Diät

Eine sensorische Diät ist eine wohldurchdachte Routine, bestehend aus sensorisch basierten Strategien, die das Gefühl von Sicherheit, Wohlbehagen und Ruhe vermitteln und die aktive Teilnahme an Rollen, Routinen und Aktivitäten fördern (Wilbarger, 1995). Der Begriff sensorische Diät ist nicht restriktiv zu verstehen, sondern er steht für das Spektrum oder Menü potenzieller Optionen, die aus diversen therapeutischen Gründen für einen Klienten hilfreich sind (z. B. Prävention, Krisen-Deeskalation, Vorbereitung und Förderung der Teilnahme an Aktivitäten, um Fähigkeiten zu erhalten). Eine sensorische Diät ist die gezielte Anwendung spezifischer, sensorisch basierter Strategien im Rahmen der Tagesroutine, die geeignet sind, die Bedürfnisse und Ziele der Klienten zu realisieren. Das folgende kurze Fallbeispiel einer Klientin zeigt, wie es gelingt, in ihrem Pflegeplan Morgenroutine und sensorisch basierte Interventionen zu einer individualisierten sensorischen Diät zu verknüpfen.

Frau Meisters Morgenroutine: Relevante Assessment-Informationen

Frau Meister ist taktil und oral hypersensibel, ihr Gesichtssinn ist beeinträchtigt und sie braucht einen Rollstuhl, um sich fortzubewegen. Ihr Ehemann sagt, sie sei schon immer ein „Morgenmensch“ gewesen, Frühstück sei ihre Lieblingsmahlzeit und sie wache gewöhnlich um 7:00 Uhr auf.

Ca. 7:00 Uhr:

- Wenn Frau Meister aufgewacht ist, sagen Sie mit einer sanften, aber heiteren Stimme „Guten Morgen Frau Meister“ und welcher Wochentag ist, „Es ist Montagmorgen.“
- Stellen Sie sich vor und sagen Sie, was als Nächstes geschieht: „Ich bin (Ihr Name) und ich möchte Ihnen helfen, sich auf das Frühstück vorzubereiten.“

- Fragen Sie, ob sie bereit ist aufzustehen: „Möchten Sie aufstehen und sich auf das Frühstück vorbereiten?“
- Lassen Sie ihr Zeit, bis sie richtig wach und bereit ist, sich aufzusetzen.
- Fragen Sie: „Sind Sie bereit, sich aufzusetzen?“ und wenn ja, fahren Sie das Kopfende ihres Bettes langsam so hoch, dass sie sitzen kann, nachdem Sie ihr gesagt haben, dass Sie das tun werden.
- Reichen Sie ihr einen warmen Waschlappen, damit sie ihr Gesicht waschen kann.
- Reichen Sie ihr ihre Brille, damit sie sehen kann, wer ihr hilft, was geschieht und wo sich was befindet (zur besseren Orientierung).
- Fragen Sie, ob sie bereit ist, in ihrem Rollstuhl zu sitzen. Wenn nicht, fragen Sie sie, was sie zuerst tun möchte und bieten Sie ihr zwei Wahlmöglichkeiten an. Ist die erste Möglichkeit erledigt, folgt die zweite.
- Wenn sie für den Transfer in den Rollstuhl bereit ist:
  - Nähern Sie sich Frau Meister von vorn und, sollten Sie die Hilfe einer zweiten Person benötigen, stellen Sie die betreffende Person vor und achten Sie darauf, dass auch sie sich in Frau Meisters Gesichtsfeld befindet.
  - Während Sie sich Frau Meister langsam nähern, zeigen Sie ihr, was Sie zu tun beabsichtigen.
  - Halten Sie ein vorgewärmtes Laken bereit und helfen Sie ihr vorsichtig, es um ihre Schultern zu legen. Reichen Sie ihr die Enden des Lakens zum Festhalten, damit sie sich sicherer fühlt. Das Laken soll auch verhindern, dass sie negativ auf die häufigen Berührungen ihrer Haut reagiert, die nötig sind, wenn zwei Personen am Transfer in den Rollstuhl beteiligt sind.
  - Führen Sie den Zwei-Personen-Transfer in den Rollstuhl vorsichtig durch, indem Sie von 1 bis 3 zählen. Falls nötig, beruhigen Sie Frau Meister während des Transfers, damit sie sich sicher und geborgen fühlt.

Dieses Beispiel zeigt den ersten Teil von Frau Meisters sensorischer Diät und unterstreicht die Bedeutung des therapeutischen Einsatzes der Person und der sensorisch basierten Strategien. Frau Meisters Morgenroutine hat am meisten Erfolg, wenn ihre Betreuungspersonen ihre sensorische Diät kennen und gelernt haben, sie sachkundig anzuwenden. Der Einwand, die Umsetzung dieses Ansatzes sei zu zeitaufwändig, lässt sich durch den Hinweis entkräften, dass Frau Meister, im Falle, dass die Morgenroutine sie überfordert, deutlich mehr Unterstützung braucht, was ihre Lebensqualität beeinträchtigen könnte.

Sensorisch basierte Unterstützung ist in folgenden Situationen am notwendigsten: vor und während der täglichen Übergangszeiten (z. B. aufwachen/Morgenroutinen, Schichtwechsel in den Pflege-Settings, fertig machen fürs Bett/schlafen gehen), im Rahmen der Durchführung von Aktivitäten des täglichen Lebens (z. B. Baden, Sich-Anziehen, zur Toilette gehen) und wenn es darum geht, die Klienten zu

Freizeitaktivitäten und sozialer Partizipation zu animieren. Menschen mit Demenz, die unter Sundowning oder schwerkraftabhängigen Wahrnehmungsstörungen (s. unten) leiden, brauchen häufig zusätzliche Unterstützung, damit sie sich sicher fühlen können und die Gefahr, dass sie mit Furcht, Angst, Paranoia und aggressivem Verhalten reagieren, minimiert wird.

Sundowning

Menschen in den mittleren bis schweren Stadien der Demenz erleben im Tagesverlauf eine Phase, die als „Sundowning" bezeichnet wird und in der Zeit zwischen den frühen bis späten Abendstunden auftritt. Die Betroffenen leiden vermehrt unter Agitiertheit, Angst, Furcht und Wahnvorstellungen. Sensorisch basierte und andere hilfreiche Strategien kommen während dieser Tageszeiten häufig zum Einsatz, um die damit einhergehenden Symptome und Verhaltensweisen zu mildern. Den von Sundowning betroffenen Menschen hilft das SMP, sich sicher, geborgen und gestärkt zu fühlen. Geeignet sind folgende sensorisch basierte Strategien: Lieder zum Mitsingen, Spazierengehen [mit Lichtexposition], Aufenthalt in einem Sinn- und Fühlraum, beschwerte Puppe oder beschwertes Stofftier, Aromatherapie, Snacks und positive Formen der Ablenkung von Ängsten und Sorgen (Forbes & Gresham, 2011). Auch Besuche von Familienangehörigen können den Kummer verringern. [Beim Sundowning-Syndrom gerät der zirkadiane Rhythmus von Menschen mit Demenz „aus dem Takt", die Schlaf-Wach-Phasen verschieben sich und der Schlaf-Wach-Rhythmus droht sich umzukehren. Diese Entwicklung oder Desynchronisation kann durch Nutzung von externen Zeitgebern (Licht, Sozialkontakte, Essen und Bewegung) wieder „in den Takt" gebracht werden. Pflegende fungieren hier als „Zeitgeber" und können so auf das zirkadiane System mit seinem zentralen Taktgeber (SNC) einwirken. Fachsprachlich wird diese Re-Synchronisation als Entrainment bezeichnet. Anm. d. Lek.]

Schwerkraftabhängige Wahrnehmungsstörungen

Menschen, die unter schwerkraftabhängigen Wahrnehmungsstörungen leiden, reagieren hypersensibel auf Bewegungen und zeigen leichte, mittlere oder heftige Abwehrreaktionen. Die Betreuungspersonen dieser Klienten müssen über das Thema aufgeklärt werden und die sensorische Diät der Betroffenen muss Anweisungen enthalten, die an alle beteiligten Betreuungspersonen gerichtet sind und die darlegen, wie den Klienten ein Gefühl der Sicherheit und Geborgenheit vermittelt werden kann, wann immer sie bewegt werden, einen Transfer vor sich haben, mit

Aktivitäten beschäftigt sind, bei denen die Füße nicht am Boden bleiben oder bei denen sie berührt werden (Selbstversorgung, Spazierengehen, Mußezeiten). Mehr Informationen zum Thema schwerkraftabhängige Wahrnehmungsstörungen finden Sie in **Kapitel 2**).

3.1.6 Veränderungen und Verbesserungen der Umgebung

Es gibt verschiedene Möglichkeiten, die materielle Umgebung zum Nutzen der Menschen mit Demenz zu verändern oder zu verbessern. Adaptive Utensilien, Veränderungen innerhalb des Heims, bessere Beleuchtung, schalldämpfende Wandverkleidungen, einen Sinn- und Fühlraum einrichten und nutzen, ein großes Aquarium und Handwagen – all diese Beispiele zeigen, wie die Umgebung im Sinne der sensorischen Bedürfnisse von Menschen mit Demenz genutzt werden kann. Klienten und Betreuungspersonen können gemeinsam kreative Lösungen entwickeln und Räumlichkeiten so gestalten, dass sie den Bedürfnissen und Zielen der Klienten gerecht werden. Auch natürliche Umgebungen sind für diese Zwecke geeignet: sensorische Gärten, Sportgeräte im Freien, Gleiter für den Außenbereich und vieles mehr! **Kapitel 7** enthält eine Zusammenfassung aller Informationen zum Thema Veränderungen und Verbesserungen der Umgebung.

3.1.7 Einbindung und Aufklärung von Klienten und Betreuungspersonen

Die für eine Population vorgesehene Pflege muss auf die Bedürfnisse und Ziele der Klienten und ihrer Betreuungsperson(en) abgestimmt sein. Dies bedeutet, dass sowohl die Klienten als auch die Betreuungspersonen in sämtliche Assessmentprozesse sowie in die Planung und Durchführung der Pflege eingebunden werden. Wenn die Demenz weiter voranschreitet, leisten die Betreuungspersonen mehr Unterstützung, weil die Klienten verletzlicher werden und stärker auf andere angewiesen sind. Betreuungspersonen, die Bescheid wissen und Menschen, die den Klienten gut kennen (und die entsprechende Befugnis haben) sind von unschätzbarem Wert für die Klienten und alle für ihre Pflege zuständigen Personen. Betreuungspersonen sind wichtig, um langfristig die Lebensqualität der Klienten zu erhalten und ihr Risiko, mit Depressionen, Agitiertheit oder Aggressivität zu reagieren, zu senken. Die Mitarbeiter können Klienten und Betreuungspersonen unterstützen, indem sie sie je nach Bedarf aufklären und enge Angehörigen darüber informieren, womit sie rechnen müssen, wenn die Krankheit weiter voranschreitet.

Menschen mit Demenz und ihre Betreuungspersonen sind auf fachmännische Aufklärung angewiesen. Wichtig für Betreuungspersonen ist Informationsmaterial über die verschiedenen Arten und Stadien der Demenz, über Interventionen und Unterstützungsmöglichkeiten, die für die einzelnen Stadien geeignet sind, über potenziell auftretende medizinische Probleme, über Maßnahmen, die der Prävention und Zustandserhaltung dienen und über sonstige Unterstützungsmöglichkeiten für Betreuungspersonen. Die Arbeit mit einem sensorisch basierten Ansatz als Teil des SMP erfordert auch eine Aufklärung über Veränderungen der sensorischen Wahrnehmung und über das Potenzial sensorisch basierter Strategien, Menschen mit Demenz zu helfen. Familienangehörige, die ihre Lieben zu Hause pflegen, brauchen eine sensorische Diät sowie eine Anweisung für deren Anwendung, wie es in der Forschungsliteratur vorgeschlagen wird. Des Weiteren brauchen sie Vorschläge für Veränderungen, sensorisch basierte Verbesserungen in der häuslichen Umgebung und Informationen über Sicherheitsbelange.

Betreuungspersonen brauchen zudem Unterstützung und Ressourcen für sich selbst; umfassende Informationen hierzu bieten die Abschnitte „Weiterführende Informationen (englisch)“ (S. 187) und „Weiterführende Informationen (deutsch)“ (S. 193).

3.2 Das Sensory Modulation Program und seine Ziele

Die Ziele des SMP sind sehr allgemein gehalten, damit sie problemlos an unterschiedliche Populationen angepasst und für diese genutzt werden können. Die nachfolgend beschriebenen Ziele des SMP sind abgestimmt auf die Arbeit mit Menschen, die Demenz haben.

1. Ziel: Die Selbstwahrnehmung fördern: Feststellung sensorisch basierter Muster und Ziele

- Eine erfahrene Person führt gemeinsam mit dem Klienten und dessen Betreuungsperson ein umfassendes Assessment durch und notiert neben den sensorisch basierten Mustern und Vorlieben des Klienten Informationen aus anderen Assessment-Bereichen (Stärken, Interessen, Werte, medizinische Besonderheiten, kognitive Fähigkeiten, frühere Traumata etc.). Ein idealer Assessmentprozess deckt folgende Punkte ab:
  - Sichtung und Auswertung der Klientenakte
  - Befragung der Klienten, so weit dies möglich ist
  - Informationen des Betreuers oder anderer Personen, die mit Erlaubnis der Betreuungsperson genutzt werden dürfen

- Überprüfung der Rollenausübung und Teilnahme an Routinen und Aktivitäten
- Überprüfung der Auswirkung der Muster sensorischer Verarbeitung und der Vorlieben des Klienten auf die Beziehung zu Familienangehörigen, Aufmerksamkeitsspanne/Orientierung, Stimmung, Sicherheit, Wohlbefinden und Verhalten
- weitere Assessments, die das Ausmaß der Fähigkeiten und die Problembereiche der Klienten (z. B. Balance, Sturzrisiko) betreffen
- Auswertung der Assessment-Ergebnisse und Empfehlungen mit Blick auf problematische/zu beobachtende Bereiche, Ziele und Interventionen.

2. Ziel: Entwicklung sensorischer Strategien: Auswählen, planen und einsetzen

- Unterstützung der Klienten bei der Auswahl sensorisch basierter Strategien, die die Selbstorganisation fördern, Sicherheit gewährleisten und den individuellen Bedürfnissen und Zielen der Klienten entsprechen.
- Vorläufige Strategien auswählen, die als Teil der sensorischen Diät (im Verlauf der Tagesroutine) ausprobiert werden und Strategien, die (im Bedarfsfall) zur Krisen-Deeskalation eingesetzt werden können.
- Gemeinsam (mit Klienten und beteiligten Betreuungspersonen) aus den sensorisch basierten Strategien, die sich als hilfreich erwiesen haben, die vorläufige sensorische Diät entwickeln und anwenden.
- Die vorläufige sensorische Diät der Klienten (eine wohldurchdachte Routine, bestehend aus sensorisch basierten Strategien zur Prävention, Vorbereitung und Krisen-Deeskalation) einschließlich Stärken, Interessen, Aktivitäten, Bedürfnisse und Ziele an die Betreuungspersonen verteilen; Trainings- und Kommunikationstools bereitstellen, die die Mitarbeiter und Betreuungspersonen für die sachkundige Anwendung der vorläufigen sensorischen Diät benötigen.
- Die Effizienz der vorläufigen sensorischen Diät anhand der Reaktionen der Klienten auf die eingesetzten sensorischen Ansätze überprüfen und ggf. korrigieren.
- Vorschläge für die Veränderung und Verbesserung der Umgebung machen.

3. Ziel: Sachkundige Umsetzung des SMP

- Vor Klienten, Betreuungspersonen und Mitarbeitern die Anwendung des individualisierten SMP demonstrieren. SMP soll die Selbstorganisation, Sicherheit, Partizipation (an Rollen, Routinen, Aktivitäten) und Lebensqualität der Klienten verbessern.
- Klienten und Betreuungsperson(en) bei der sachkundigen Umsetzung des SMP unterstützen, das darauf abzielt, gefährliche Verhaltensweisen (Stürze, Agitiertheit, Aggression, Selbstverletzung) zu reduzieren.

4. Ziel: Erweiterung des Repertoires: Anpassung des SMP

- Erneute Überprüfung und Anpassung des SMP an die sich im Laufe der Zeit verändernden Bedürfnisse, Vorlieben und Ziele der Klienten (z.B. sensorische Diät, sensomotorische Aktivitäten, sensorisch basierte Modalitäten, Veränderungen und Verbesserungen der Umgebung, Aufklärung und Unterstützung der Betreuungspersonen).

3.3 Individuelle und programmatische Umsetzung des Sensory Modulation Program

Die Umsetzung des SMP kann individuell oder programmatisch erfolgen. Wie in diesem Kapitel bereits erwähnt, muss bei einem auf Effektivität abzielenden, individualisierten Ansatz jede Komponente des SMP individualisiert eingesetzt werden d.h. auf der Basis von Assessment-Ergebnissen des Klienten, gezielten Beobachtungen und kontinuierlichen Interaktionen mit dem Klienten und der/den Betreuungsperson(en). Nach Abschluss des ersten Assessmentprozesses werden auf die individuellen Bedürfnisse und Vorlieben des Klienten abgestimmte sensomotorische Aktivitäten und sensorisch basierte Modalitäten ausgewählt und zu vorläufigen sensorisch basierten Strategien zusammengefasst. Wenn sich im Laufe der Zeit Strategien herauskristallisieren, die den Vorlieben und Zielen des Klienten entsprechen, werden diese Interventionen in die tägliche Routine des Klienten integriert. So entsteht aus bevorzugten sensomotorischen Aktivitäten, sensorisch basierten Modalitäten und Strategien, die die Aktivitäten des täglichen Lebens fördern, die sensorische Diät des Klienten. Zusätzlich werden Verbesserungen der Umgebung, Unterstützungsmöglichkeiten und Veränderungen, die für die Klienten hilfreich sind oder sein können, realisiert. Nach einer gewissen Zeit werden die angewandten Maßnahmen überprüft und anhand der Reaktionen des Klienten sowie der Äußerungen von Mitarbeitern und Betreuungspersonen verbessert. Selbst wenn der Klient nicht in der Lage ist zu kommunizieren, müssen gezielte Beobachtungen zeigen, ob es sinnvoll ist, das SMP durch Veränderungen zu verbessern.

Die Geschichte von Frau Wagner ist ein weiteres Beispiel für den Einsatz des SMP. Frau Wagner ist 87 Jahre alt und Ehefrau, Mutter, Großmutter und Urgroßmutter. Bevor sie in ihren Zwanzigern heiratete und Mutter und Hausfrau wurde, arbeitete sie als Telefonistin. Sie konnte zeit ihres Lebens hervorragend kochen, nähen, stricken und häkeln. Derzeit entsprechen ihre Symptome einer mittleren bis weit fortgeschrittenen Demenz, weshalb sie jetzt in einer qualifizierten Pflegeeinrichtung lebt. Davor lebte Frau Wagner mit ihrer Familie zu Hause und wurde dort gepflegt. Anfangs, als sie sich noch an die neue Umgebung der Pflegeeinrichtung

Tabelle 3-1: Sensory Modulation Program: Individuelle Anwendung

Komponenten des Sensory Modulation Program	Individuelle Anwendung: Frau Wagner
Therapeutischer Einsatz der Person	Ich habe Zeit mit Frau Wagner und ihrer Hauptbetreuungsperson verbracht, um Frau Wagner und ihre Vorlieben und Abneigungen kennenzulernen und Unterstützungsmöglichkeiten für sie zu finden.
Assessment	Ich habe eine Sichtung der Klientenakte ausgeführt, ihre Familie einen Sicherheitsfragebogen (Sensorik und traumaorientierte Pflege betreffende Fragen) ausfüllen lassen und Beobachtungen in den Bereichen Kognition, Sensomotorik und Balance durchgeführt.
Sensorische Diät	Nachdem ich mit Frau Wagner und ihrer Hauptbetreuungsperson Frau Wagners Geschichte, Vorlieben und Bedürfnisse ermittelt habe, habe ich aus sensorischen Strategien eine individualisierte Tagesroutine entwickelt und eingebunden. Das vorläufige Ziel der Anwendung der sensorischen Diät ist es, ein Gefühl von Wohlbehagen und Sicherheit zu vermitteln und die Partizipation zu fördern.
Sensomotorische Aktivitäten	Ich habe Frau Wagner in Gruppen- und Einzelsitzungen verschiedene sensomotorische Aktivitäten angeboten, die sie bevorzugte (handwerkliche Arbeiten, Stoffe/Nähzeug sortieren, Lieder zum Mitsingen, Spaziergänge im Garten).
Sensomotorische Modalitäten	Die Mitarbeiter wählten mit Frau Wagner und ihren Familienangehörigen von Frau Wagner bevorzugte Modalitäten aus: beschwerte Puppe, beschwerter Umhang (Schal), Aromatherapie (Lavendel) und hundegestützte Therapie.
Veränderungen und Verbesserungen der Umgebung	Rollos/Beleuchtung und Sitzgelegenheiten wurden verändert, um grelles Licht und laute oder plötzliche Geräusche weitgehend auszuschalten. Es wurde darauf geachtet, dass die für die Aktivitäten des täglichen Lebens benötigten Unterstützungsmöglichkeiten und Utensilien stets warm waren (Decken, Handtücher, Raumtemperatur).

Komponenten des Sensory Modulation Program	Individuelle Anwendung: Frau Wagner
Einbeziehung und Aufklärung der Klientin und ihrer Betreuungsperson	Ein Familienmitglied half beim Ausfüllen des Sicherheitsfragebogens und informierte über Frau Wagners Geschichte, ihre Stärken, sozialen und Mußezeit-Interessen, gängige Muster und Vorlieben sowie frühere traumatische Stressoren. Ein Familienmitglied unterstützte die Mitarbeiter auch bei der Einführung neuer Aktivitäten und Unterstützungsmöglichkeiten in der Umgebung, um die therapeutische Beziehung zu stärken und um sicherzustellen, dass Frau Wagner sich bei den Mitarbeitern sicher und geborgen fühlt. Die Mitarbeiter erläuterten den Familienangehörigen das SMP und die Vorteile, die es Frau Wagner bietet.

gewöhnen musste, war sie ängstlich und ihre Verwirrtheit nahm zu. Sie lief durch die Flure, rief häufig nach ihrem Ehemann und sagte immer wieder: „Ich bin fertig mit der Schule und will jetzt nach Hause“. **Tabelle 3-1** gibt einen Überblick über den Assessmentprozess und zeigt, wie einige der vorläufigen Strategien, die Teil von Frau Wagners individualisiertem SMP waren, ausgewählt und entwickelt wurden.

Bei der programmatischen Umsetzung des SMP hilft ein bedürfnisbezogenes Assessment, jeden einzelnen seiner Aspekte in die Tagesroutine zu integrieren und die materielle Umgebung einzuschätzen. Das programmatische Formblatt offenbart die Bedürfnisse der Klienten und die Einschätzungen der Mitarbeiter darüber, ob die in die Tagesroutine integrierten Maßnahmen, einschließlich der für die Übergangsphasen vorgesehenen, den Bedürfnissen gerecht werden. Es werden sensomotorische Aktivitäten und sensorisch basierte Modalitäten ausgewählt, die vielen Klienten helfen. Um eine sichere und sachkundige Anwendung zu gewährleisten, wird ein SMP-Training angeboten und es werden Richtlinien und Arbeitsanleitungen entwickelt und durchgesetzt. Das ganze Setting wird auf Möglichkeiten der Veränderung und Verbesserung der Umgebung überprüft und die Einrichtung eines Sinn- und Fühlraums und eines sensorischen Gartens erwogen. Der programmatische Einsatz des SMP orientiert sich an den Ergebnissen des bedürfnisbezogenen Assessments. Die Umsetzung des SMP bei Menschen mit Demenz, insbesondere wenn ein traumaorientierter Ansatz integriert werden muss, setzt ein Training voraus. **Tabelle 3-2** zeigt beispielhaft die programmatische Umsetzung des SMP.

Zusammenfassend kann festgehalten werden, dass die individuelle und programmatische Anwendung des SMP eine umfassende Umsetzung gewährleistet und die

Tabelle 3-2: Sensory Modulation Program: Programmatische Umsetzung

Komponenten des Sensory Modulation Program	Programmatische Umsetzung (Beispiele)
Therapeutischer Einsatz der Person	Mitarbeiter über verbale, nonverbale und sensorisch basierte Maßnahmen aufklären, die sie befähigen, eine therapeutische Beziehung zu Menschen mit Demenz und ihren Betreuungspersonen aufzubauen und aufrechtzuerhalten.
Assessment	Durchführung eines bedürfnisbezogenen Assessments, das alle Aspekte des Programms und alle Bereiche überprüft, die abgedeckt werden müssen, um eine sachkundige programmatische Umsetzung des SMP zu gewährleisten (z. B. sensorische und traumaorientierte, pflegerelevante Assessments; Vorgaben in puncto: sensorisch basierte Aktivitäten und Utensilien; Dokumentation; Erneuerungen, Veränderungen und Verbesserungen der Umgebung; Mitarbeiter-Training; Richtlinien und Anleitungen; Hinweise auf Rehabilitationsdienste).
Sensorische Diät	Programmatische Routine verbessern und sensorisch basierte Aktivitäten und Unterstützungsmöglichkeiten während sämtlicher Übergangsphasen anbieten.
Sensomotorische Aktivitäten	Erweiterung der angebotenen sensomotorischen Aktivitäten.
Sensorisch basierte Modalitäten	Erweiterung der angebotenen sensorisch basierten Modalitäten.
Veränderungen und Verbesserungen der Umgebung	Sämtliche Bereiche der materiellen Umgebung (z. B. Schlafzimmer, Badezimmer, Speisezimmer, sensorische Räume und sensorische Gärten) im Sinne sensorischer Effizienz verbessern.
Einbeziehung und Aufklärung der Klienten und der Betreuungspersonen	Die beste Möglichkeit finden, in allen Aspekten der pflegerischen Arbeit mit dem Klienten und seinen Betreuungspersonen zusammenzuarbeiten (Assessment, Zielfestlegung, Planung und Durchführung der Pflege, erneutes Assessment nach einer gewissen Zeit).

Wahrscheinlichkeit erhöht, dass die angestrebten Ergebnisse erreicht werden. Die Arbeit mit dem SMP auf individueller und programmatischer Ebene erfordert Führungsstärke, strategische Planung, finanzielle Mittel und Zeit. Wird das SMP in den Settings des Gesundheitsbereichs eingeführt, kann die Zusammenarbeit mit Rehabilitationsfachleuten (die Erfahrung mit sensorischer Integrationsverarbeitung haben) in folgenden Bereichen hilfreich sein: bedürfnisbezogener Assessmentprozess, Mitarbeiter-Training, Auswahl notwendiger Utensilien, wichtige Veränderungen und Verbesserungen der Umgebung, Entwicklung von Richtlinien und Arbeitsanleitungen. Darüber hinaus können Rehabilitationsfachleute die Umsetzung des SMP in der häuslichen Umgebung oder in gemeindenahen Settings beratend begleiten.

4
Erläuterungen zum Thema Assessment und Sicherheit

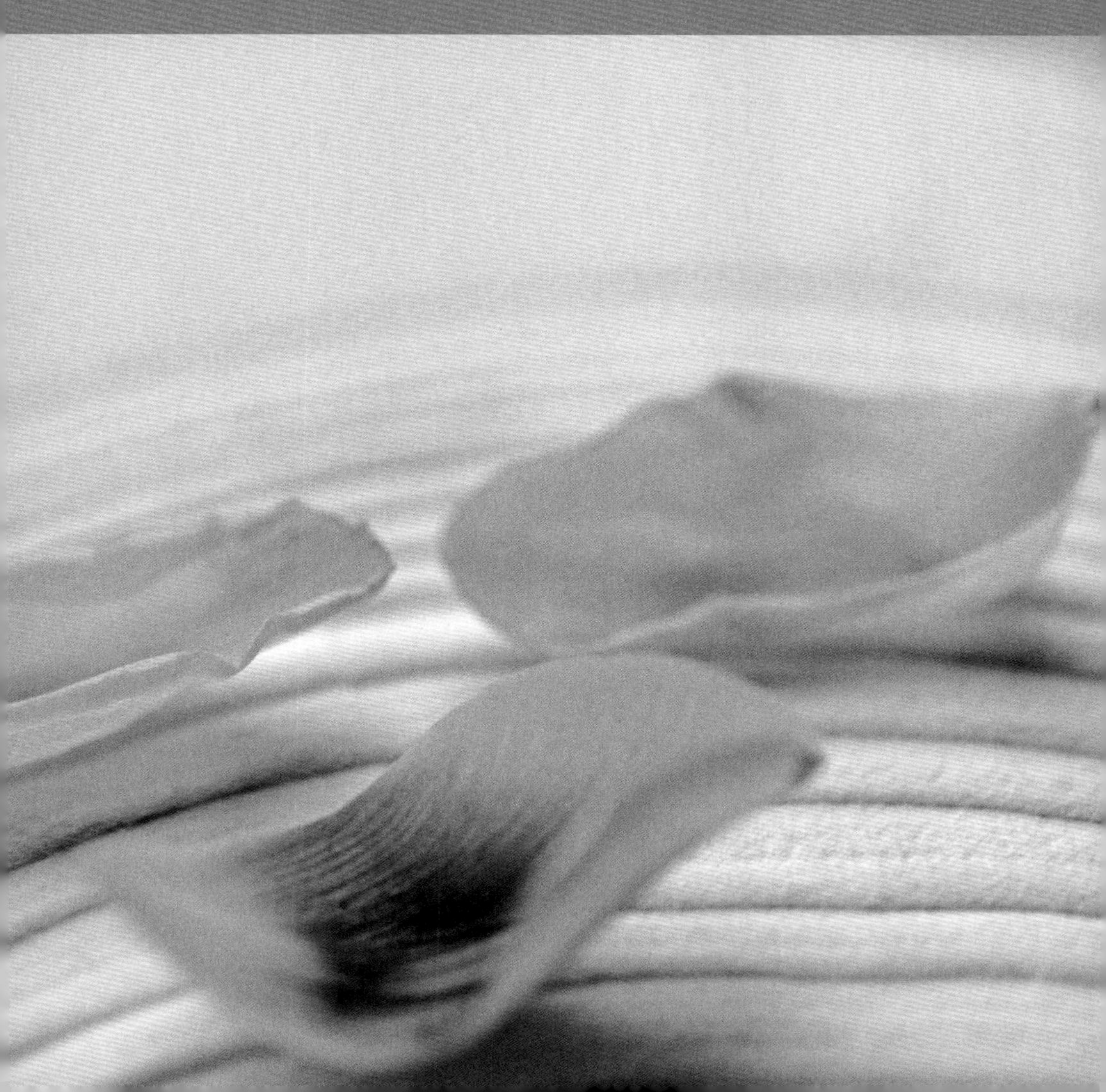

Wären die Pforten der Perzeption klar, erschiene alles so wie es ist, grenzenlos.
William Blake

Der Assessmentprozess dient dazu, Stärken, individuelle Sicherheitsaspekte, Bedürfnisse, pflegerische Vorlieben und Ziele des Klienten zu ermitteln. Bei Menschen mit Demenz erfolgt der Assessmentprozess üblicherweise bei der Aufnahme in eine Einrichtung des Gesundheitsbereichs oder Rehabilitation, in eine Einrichtung mit Betreuungsmöglichkeiten oder eine Pflegeeinrichtung und/oder zu Beginn ihrer Zusammenarbeit mit Gesundheitsdienstleistern aus unterschiedlichen Bereichen (Sozialarbeiter, Ärzte, Pflegepersonen, Rehabilitationsfachleute). Der Klient und seine Betreuungspersonen müssen im Mittelpunkt des Assessment- und Pflegeplanungsprozesses stehen. Wird gemeinsam mit dem Klienten und den beteiligten Betreuungspersonen ein individualisiertes Sensory Modulation Program (SMP) entwickelt, zielt der Assessmentprozess auf Informationen wie diese ab:

- wichtige Rollen im Leben
- persönliche Stärken-, Kranken- und Traumageschichte
- Tagesroutine (allgemeine und individuelle Informationen)
- Vorlieben und Abneigungen
- Arbeit, Freizeit und Lebensgeschichte
- kulturelle und spirituelle Aspekte
- Überprüfung der kognitiven Fähigkeiten
- Überprüfung der sensorisch basierten Muster und Tendenzen
- Überprüfung umgebungsbezogener Bedürfnisse und Unterstützungsmöglichkeiten.

4.1 Sicherheitsbelange und Traumageschichte

Obwohl sensorisch basierte Interventionen sehr hilfreich sind, müssen Sicherheitsbelange, die für die Gesundheit und das allgemeine Wohlbefinden der Klienten wichtig sind, berücksichtigt werden. Die nachfolgend exemplarisch aufgeführten Sicherheitsbelange sind zu überprüfen, bevor die Arbeit mit sensorisch basierten Ansätzen bei Menschen mit Demenz beginnen kann:

- Stadium der Demenz (Stand der kognitiven und kommunikativen Fähigkeiten)
- Allergien (Medikamente, Nahrungsmittel, Umgebung)
- intakte oder brüchige Haut oder Wunden

- Form und Schweregrad der Arthritis
- Frakturen oder Knochenbrüche
- Probleme mit dem Gleichgewicht oder dem Gang
- Sturzrisiko
- Herz- und Atemwegserkrankungen sowie andere Erkrankungen
- Vorsichtsmaßnahmen beim Schlucken
- Trigger, Schlüsselreize oder Warnsignale, die von früheren traumatischen oder anderen, die psychische Gesundheit belastenden Erfahrungen herrühren
- Anfälle in der Krankengeschichte
- potenzielle Anzeichen für die Folgen einer Abnahme der körperlichen Leistungsfähigkeit oder sensorischer Deprivation
- Medikamente und potenzielle Nebenwirkungen.

Eine sorgfältige Überprüfung der Krankenakte des Klienten zeigt, ob die Betreuungspersonen über alle bekannten und potenziellen medizinischen Belange sowie über die Sicherheitsbelange Bescheid wissen. Sind Sicherheitsbelange zu beachten, ist es wichtig, vor der Umsetzung sensorisch basierter Ansätze (dies gilt auch für die Anwendung des SMP) einen Arzt um Rat zu fragen oder den Empfehlungen von medizinischen oder Rehabilitationsfachleuten oder anderen befugten Personen zu folgen (beispielsweise kann es sein, dass eine beschwerte Decke für Klienten, die eine dünne Haut haben, geschwächt sind oder Atemwegsprobleme haben, ungeeignet ist). Möglicherweise haben einzelne Staaten oder Länder auch unterschiedliche Voraussetzungen für den Einsatz bestimmter sensorisch basierter Modalitäten (wie klinische Aromatherapie, beschwerte Modalitäten). Daher ist es unerlässlich, sich vor Arbeitsbeginn zu informieren und Rücksprache mit der Leitung der Organisation zu nehmen.

Die Traumageschichte einschließlich Trigger und Warnsignale muss überprüft werden, damit die Pflege auf erlittene Traumata Rücksicht nehmen kann. Bei der Arbeit mit betroffenen Menschen ist ein Sicherheitstool zu empfehlen (MacLaughlin & Stromberg, 2012), das in manchen Settings auch als Deeskalationstool bezeichnet wird. Das Sicherheitstool ist ein Fragebogen, mit dem klientenbezogene Informationen über die Traumageschichte, Trigger, Warnsignale und wirksame Strategien gesammelt werden. Das Sicherheitstool enthält auch Fragen, wie mit bestimmten Situationen umzugehen ist, etwa wer kontaktiert werden soll, wenn es um den Einsatz von Fixierungen oder um einen medizinischen Notfall geht. Wie es bei der Verwendung anderer Assessment- oder Screeningbögen bei Menschen mit Demenz üblich ist, sollten Personen, die die Klienten gut kennen, beim Ausfüllen des Sicherheitsbogens um Unterstützung gebeten werden. Die gewonnenen Informationen werden genutzt, um die Pflege weiter zu individualisieren.

Der traumaorientierte Sicherheitsfragebogen (Trauma Informed Safety Questionnaire, TISQ) ist ein Beispiel für ein Sicherheitstool, das bei Klienten mit Demenz oder bei Menschen mit Kommunikationsschwierigkeiten zum Einsatz kommt. Die Klienten werden, so weit dies möglich ist, in diese Informationssammlung einbezogen. Ist dies nicht möglich, werden Menschen, die die Klienten gut kennen, gebeten, (mit deren Einverständnis) möglichst viele Informationen zusammenzutragen. Der TISQ ist in Anhang A ab Seite 169 abgedruckt.

4.2 Sensorisch basiertes Assessment und Screening

Assessmentbögen (z.B. Fragebögen, Checklisten, Vitalzeichen oder andere Hilfsmittel zur medizinischen Überwachung) werden zum Sammeln von Informationen für den Assessmentprozess genutzt. Es gibt nur wenige sensorisch basierte Assessmentbögen speziell für Menschen mit Demenz, aber immerhin einige. Menschen im Frühstadium der Demenz können häufig noch aktiv am Assessmentprozess teilnehmen, weil sie in der Lage sind, zu kommunizieren und Fragen präzise zu beantworten. Dies bedeutet, Klienten im Frühstadium geben weitgehend selbst Auskunft und die Betreuungspersonen ergänzen die Informationen lediglich. Daher sind einige Assessmentbögen zum Thema sensorische Verarbeitung Fragebögen zum Selbstausfüllen für diese Klienten. Hier einige Beispiele:

- Adolescent/Adult Sensory Profile (Brown & Dunn, 2002)
- Adult/Adolescent Sensory History (May-Benson, 2014)
- Sensory Defensiveness Questionnaire (Champagne, 2011)
- Sensory Modulation Tool (Champagne, 2011)
- The Sensory Processing Caregiver Checklist: Adults and Older Persons (Champagne, 2017).

Schreitet die Demenz weiter voran, machen kognitive und kommunikative Probleme es zunehmend schwieriger, die Klienten zu befragen oder ihnen Fragebögen zum Selbstausfüllen vorzulegen. In diesem Fall werden die oben aufgeführten Fragebögen zum Selbstausfüllen manchmal den Betreuungspersonen vorgelegt, weil sie vielleicht einige Fragen beantworten können. Im Notfall können die Assessment- und Screeningbögen verändert werden, um an bestimmte, von den Klienten oder Betreuungspersonen benötigte Informationen zu kommen. Allerdings muss man wissen: Wenn standardisierte oder evidenzbasierte Assessmentbögen verändert werden, sind es keine evidenzbasierten Assessmenttools mehr, sondern lediglich Mittel zum Sammeln von Daten [, weil im Falle der Veränderung der wissenschaftliche Nachweis des Assessmentbogens fehlt. Anm. d. dt. Hrsg.].

Die Klienten müssen, so weit es geht, in den Assessmentprozess einbezogen werden. Doch im Laufe der Zeit gewinnen gezielte klinische Beobachtungen und Berichte vonseiten der Betreuungspersonen immer mehr an Bedeutung und werden zu wichtigen Bestandteilen des Assessmentprozesses. Der Fragebogen Sensory Processing Caregiver Checklist: Adults and Older Persons (SPCC) wurde speziell für Betreuungspersonen entwickelt, die den Klienten gut kennen, aber er ist auch geeignet für klinische Beobachtungen im Rahmen des Assessmentprozesses. Er dient dazu, Muster der sensorischen Modulation (zu schwache oder zu starke Reaktionsmuster), Muster der sensorischen Diskrimination sowie selbststimulierende und selbst-verletzende Verhaltensweisen aufzudecken. Der SPCC ist in Anhang B ab Seite 171 abgedruckt.

Ein weiteres Beispiel für einen Fragebogen dieser Art ist der Caregiver Questionnaire (Champagne, 2011), der eine Vielzahl von Fragen enthält, die Betreuer beantworten können oder auch nicht. Der Fragebogen soll den Betreuern, nahestehenden Menschen und beteiligten Mitarbeitern so viele Informationen wie möglich entlocken, die für den Assessmentprozess hilfreich sind. Die Fragen zielen auf folgende Punkte ab:

- sensorisch basierte Vorlieben (individuelle und auf die Umwelt bezogene)
- Vorlieben, was die Tagesroutine und Selbstversorgung anbelangt
- Vorlieben, was frühere Tätigkeiten und Mußezeiten anbelangt
- kulturelle und spirituelle Traditionen und Präferenzen
- Traumageschichte.

Zu guter Letzt ein noch ein Tool für Betreuungspersonen zum Sammeln von Informationen über die sensorische Verarbeitung: Das Sensory Integration Inventory-Revised (SII-R; Reisman & Hanschu, 1992). Dieses Tool war ursprünglich für Erwachsene mit Entwicklungsstörungen gedacht, aber es kommt auch bei anderen Erwachsenenpopulationen mit kognitiven oder kommunikativen Schwierigkeiten zum Einsatz. Es dient zum Sammeln von Informationen über die propriozeptive, taktile und vestibuläre Verarbeitung und gleich gelagerte Bereiche der Funktionsfähigkeit sowie selbstverletzende Verhaltensweisen [vgl. Sensobiografie. Hilfreiche Fragen zum Erfassen sinnlicher Gewohnheiten und Vorlieben alter Menschen (Buchholz/Schürenberg, 2103) Anm. d. dt. Hrsg.].

4.2.1 Assessments: Balance und Sturzrisiko

Die nachfolgend aufgeführten Assessment- und Screeningbögen erleichtern Rehabilitationsfachleuten, die mit älteren Menschen und Menschen mit Demenz arbeiten, den Assessmentprozess.

Balance:

- Berg Balance Scale (www.strokecenter.org/wp-content/uploads/2011/08/berg.pdf)
- Tinetti Assessment Tool: Balance & Gait (http://ptclinic.com/websites/991/files/TinettiBalanceAndGaitAssessment.pdf
- Elderly Mobility Scale
  [Eine deutschspachige Version der „Berg-Balance-Scale" und des „Tinetti-Tests" findet sich in dem sog. „Waid-Guide" Teil 4 mit Tests für die geriatrische Sturzabklärung. https://www.swissbib.ch/Record/303391170/TOC#tabnav. Anm. d. Lek.].

Sturzrisiko:

- Johns Hopkins Home Health Care and Acute Care Tools (www.hopkinsmedicine.org/institute_nursing/models_tools/fall_risk.html)
- Home Fall Prevention Checklist (www.cdc.gov/HomeandRecreationalSafety/pubs/English/booklet_Eng_desktop-a.pdf)
  [Weitere Angaben zu Sturzrisikoasessments finden sich in DNQP (2013). *Expertenstandard Sturzprophylaxe in der Pflege.* Osnabrück, DNQP. Anm. d. Lek.].

4.3 Einschätzung von Demenz, kognitiven Fähigkeiten und andere Assessments

Assessment- und Screeningbögen für Demenz, kognitive Fähigkeiten und andere Assessments werden bei Menschen mit Demenz eingesetzt, um ihre kognitiven Fähigkeiten zu überprüfen und im Laufe der Zeit eingetretene Veränderungen festzustellen. Die nachfolgend exemplarisch aufgeführten Assessmentbögen dienen der Einschätzung und Überwachung von demenzbedingten Problemen [Eine ausführliche Beschreibung der Assessment- und Screeningsinstrumente zur Demenzdiagnostik findet sich in Stemmler, M. & Kornhuber, J. (2018). *Demenzdiagnostik.* Bern: Hogrefe. Einzelne Tests finden sich in dem „Waid-Guide" Teil 3 mit Tests und Kriterien für die Demenzabklärung. https://www.swissbib.ch/Record/303391170/TOC#tabnav. Anm. d. Lek.].

4.3.1 Demenz-Screening

Die nachfolgend aufgeführten Screeningbögen geben Aufschluss über Anzeichen und Stadien der Demenz:

- Alzheimer's Disease Assessment Scale (Rosen, Mohs & Davis, 1984)
- Blessed Information-Memory-Concentration Test (www.strokecenter.org/wp-content/uploads/2011/08/bd_imct.pdf
- Clinical Dementia Rating Scale (http://alzheimer.wustl.edu/adrc2/Images/CDRWorksheet.pdf)
- Dementia Severity Rating Scale (www.alz.org/careplanning/downloads/dsrs-scale.pdf)
- Mini-Mental Screening Tool (Folstein, Folstein & McHugh, 1975).

4.3.2 Assessment der kognitiven Fähigkeiten: Funktionsfähigkeit

- Allen Cognitive Assessment Battery (Allen, Earhart & Blue, 1999)
- Cognitive Performance Test (Burns, 2006)
- Lowenstein Occupational Therapy Cognitive Assessment – Geriatric Version (Katz, Averbuch & Erez, 2011).

4.3.3 Skalen: Aktivitäten des täglichen Lebens und Sicherheit

- Activities of Daily Living (ADL) (http://consultgeri.org/try-this/general-assessment/issue-2.pdf)
- Functional Activities Questionnaire: Older Adults with Dementia (www.alz.org/careplanning/downloads/functional-activities-questionnaire.pdf)
- Instrumental Activities of Daily Living (IADL) (http://consultgeri.org/try-this/dementia/issue-d13.pdf)
- Safety Assessment Checklist (www.alz.org/careplanning/downloads/safety-assess-checklist.pdf).
- [Tuntland, H. (2020). *Das ADL/IADL-Handbuch.* Bern: Hogrefe].

4.3.4
Skalen: Agitiertheit und Schmerzen

Mit den nachfolgend aufgeführten Skalen können Klienten und Mitarbeiter die Intensität von Agitiertheit, Aggression und Schmerzen ermitteln:

- Cohen Mansfield Agitation Inventory, Brief Agitation Rating Scale
- Richmond Agitation-Sedation Scale
- Berg Pain Scale
- Borg Numerical Pain Scale
- [BESD-Skala zur Beurteilung von Schmerzen bei Demenz. Anm. d. dt. Hrsg.]
- [Handel, E. (2009) (Hrsg.). *Praxishandbuch ZOPA – Schmerzeinschätzung bei Patienten mit kognitiven und/oder Bewusstseinsbeeinträchtigungen.* Bern: Huber. Anm. d. Lek.].

Jedes Verhalten hat eine Bedeutung. Anhand der mithilfe obiger Skalen ermittelten Informationen und der Informationen über die sensorische Verarbeitung wird ein auf die Bedürfnisse der Klienten abgestimmtes SMP entwickelt. Laut Agitation Decision Framework (Bidwell, 2009) ist es ratsam, bei Menschen mit Demenz, die agitiert sind, in den Bereichen Umgebung, Interaktionen mit Mitarbeitern, anderen Klienten oder Besuchern nach potenziellen Triggern [Auslöser für dieses Verhalten. Anm. d. dt. Hrsg.] zu suchen. Ist ein potenzieller Trigger gefunden, kann er eliminiert werden durch direkte Interventionen, Veränderungen der Umgebung oder durch Unterweisung anderer, wie solche Situationen zu managen sind bzw. wie der Trigger vermieden werden kann. Parallel zu diesem Prozess werden die Muster der sensorischen Verarbeitung, die ebenfalls für die Agitiertheit des Klienten verantwortlich sein könnten, Schmerzen sowie sensorisch basierte Unterstützungsmöglichkeiten ermittelt.

Kurze Zeit nach der Anwendung der Interventionen wird durch ein weiteres Assessment überprüft, ob die Agitiertheit, die Schmerzen und die mit der sensorischen Verarbeitung einhergehenden Herausforderungen erfolgreich eliminiert wurden. Gibt es in einem der Bereiche weiterhin Probleme, werden weitere Assessments durchgeführt und der Interventionsplanungs- und Implementationsprozess werden wiederholt. Auch die nachfolgend aufgeführten Empfehlungen haben sich bei der Arbeit mit Menschen, die Demenz haben und unter Agitiertheit, Paranoia oder Angst leiden, als erfolgreich erwiesen (Doody, Stevens, Beck, Dubinsky, Kave, Gwyther ... Cummings, 2001):

- Zeit mit dem Klienten verbringen, ihn beruhigen und unterstützen
- spazieren gehen oder andere einfache körperliche Bewegungsarten (ggf. mit Unterstützung)

- Musik spielen (vor allem während der Mahlzeiten)
- tiergestützte Therapie
- Hand halten oder Handmassage
- Beleuchtung anpassen [Exposition gegenüber Tageslicht erhöhen]
- den Klienten ablenken
- weißes Rauschen [Wasserhahn] oder eine Geräuschmaschine leise abspielen
- Familienangehörige bitten, den Klienten während den problematischen Tageszeiten zu besuchen, damit er die Übergangsphasen besser übersteht
- simulierte Präsenz-Therapie (Video- oder Tonbandaufzeichnungen von einem Familienangehörigen).

[Hier sei verwiesen auf die Veröffentlichung zur Robotik in der Pflege, bei der z.B. Skype als Kommunikationsmedium zwischen Angehörigen und Demenzkranken untersucht wurde (Ziegler, 2016). Anm. d. dt. Hrsg.]

Diese Empfehlungen sind ebenfalls sensorisch basiert und werden in das SMP des Klienten integriert. Das SMP muss für alle, die mit dem Klienten arbeiten, gut zu handhaben und leicht zugänglich sein.

Zusammenfassung: Assessment ist eine unverzichtbare Komponente des SMP, deren Informationen benötigt werden, um individualisierte Bedürfnisse, Sicherheitsbelange und Ziele zur Entwicklung eines individualisierten Therapieplans zu ermitteln. Fachleute aus verschiedenen Fachgebieten binden die Klienten und Betreuungspersonen in den Evaluations- und Pflegeplanungsprozess ein. Daher ist es sinnvoll, bei der Sammlung der für den Assessment- und Screeningprozess benötigten Informationen ebenfalls multidisziplinär zu arbeiten. Allerdings muss der Experte, der die einzelnen Bereiche überprüft (Sicherheit und Traumata, Agitiertheit, Schmerzen, Sturzrisiko, Balance, Kognition, Stadium der Demenz, sensorische Verarbeitung sowie medizinische und andere Bereiche), sich dabei auf sein Fachgebiet beschränken. Unter dieser Voraussetzung liefert der Assessmentprozess die Informationen, die erforderlich sind, um ein auf den Klienten zugeschnittenes SMP zu entwickeln und allen Klienten auf individueller und programmatischer Ebene die bestmögliche Pflege anzubieten.

5
Sensomotorische Aktivitäten und sensorisch basierte Modalitäten

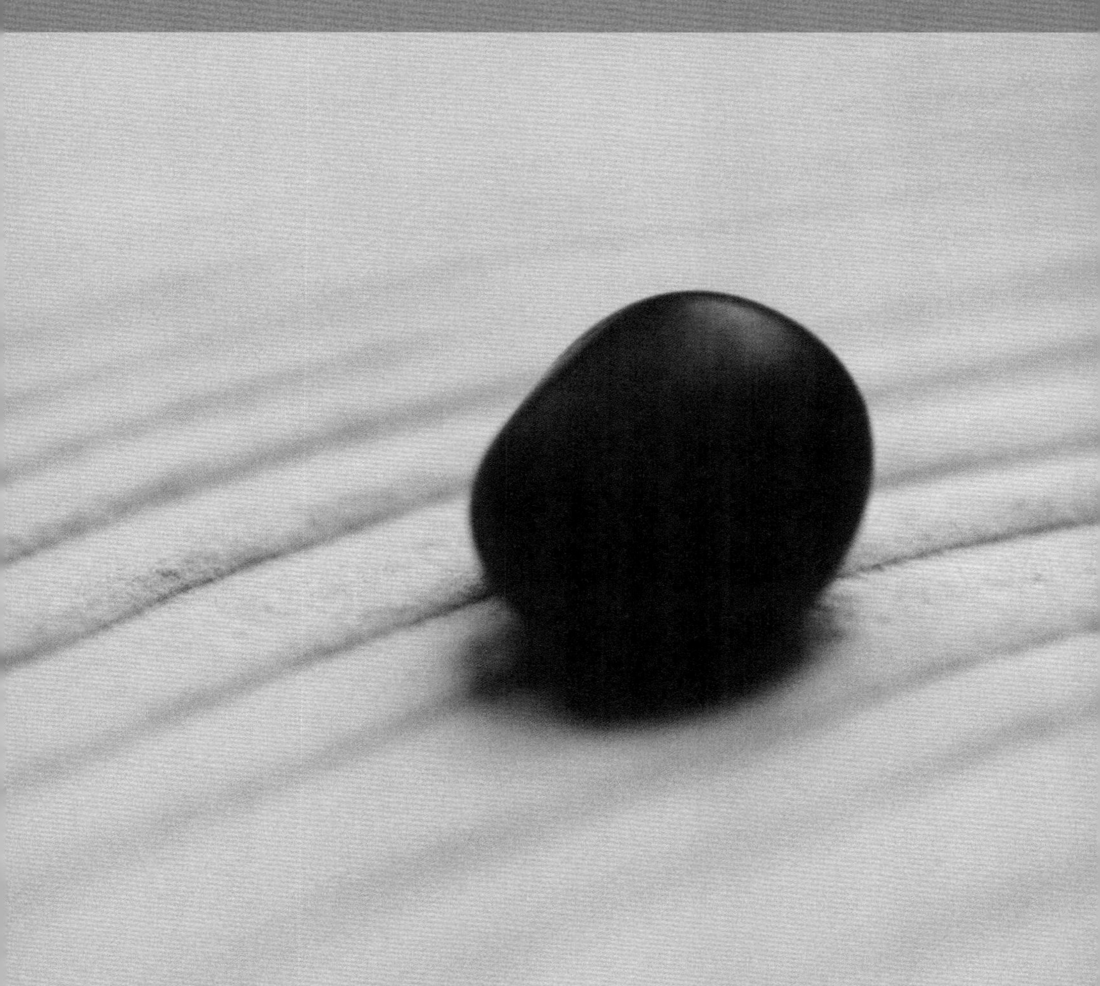

Aufmerksamkeit ist für die Wahrnehmung, was Intention für das Handeln ist.
Henry B. Vincent

Alles, was wir in unserem Leben tun und wahrnehmen, hat mit unseren Sinnen zu tun. Denken Sie nur an die sensorischen Systeme, die in Anspruch genommen werden, wenn wir ein Buch anschauen, Musik hören, die zum Anziehen benötigten Bewegungen ausführen, mit unseren Liebsten kommunizieren oder frühstücken. Die Durchführung der Aktivitäten des täglichen Lebens beruht darauf, dass wir sensorisch basierte Information aus dem Inneren unseres Körpers und aus der materiellen Umgebung wahrnehmen und verarbeiten. Das Sensory Modulation Program (SMP) zielt darauf ab, individuelle Muster der sensorischen Integration und Verarbeitung, Bedürfnisse sowie allgemeine Ziele aufzudecken und die gewonnenen Informationen zu nutzen, um im Rahmen eines umfassenden, individualisierten Interventionsplans sensorisch basierte Unterstützungsmöglichkeiten gezielt zu ermitteln und anzuwenden.

Jeder Mensch hat eigene Werte, Überzeugungen, Stärken und Bedürfnisse. Vor der Anwendung sensorischer Strategien müssen die Muster der sensorischen Integration und Verarbeitung der Klienten, ihre Vorlieben und Abneigungen und alles, was sie als angenehm, interessant, amüsant oder lästig empfinden, ermittelt werden.

Eine Fülle von Informationen über Dinge, die ein Klient wünscht, mag, nicht mag oder vermeidet, liefern (neben den formellen Assessmentbögen) häufige Beobachtungen seines Verhaltens bei Interaktionen mit anderen, verschiedenartigen Aktivitäten, beim Aufenthalt in verschiedenen Umgebungen und zu unterschiedlichen Tageszeiten. Aus sensorischer Perspektive betrachtet helfen diese Informationen, für den Klienten nützliche sensorisch basierte Aktivitäten und Modalitäten von ungeeigneten zu trennen. Die Reaktionen eines Klienten auf verschiedene Situationen, Übergangsphasen, Aktivitäten des täglichen Lebens und materielle Umgebungen geben Aufschluss über seine sensorischen Vorlieben und Muster. Auch ein formeller Assessmentprozess ist geeignet, die sensorischen Vorlieben des Klienten zu ermitteln. Die Kenntnis der sensorischen Vorlieben erleichtert die Auswahl effizienter sensorischer Strategien. Mehr Informationen zum Thema Assessment finden Sie in **Kapitel 4**.

Betreuungspersonen, die sensorische Strategien einsetzen, müssen in der Lage sein, Anzeichen von sensorischer Überforderung zu erkennen, eine Fähigkeit, die sie bei der Arbeit mit verletzlichen Populationen, wie Menschen mit Demenz, dringend benötigen. Sie müssen nicht nur die „genau richtige“ Quantität und Qualität sensorischer Stimuli im Blick haben, sondern auch kontinuierlich auf Anzeichen sensorischer Überforderung achten. Die nachstehend aufgeführten Beispiele deuten auf sensorische Überforderung hin:

Neurophysiologische Veränderungen:

- Schweißausbrüche
- Schwindel
- Probleme mit der Balance
- Blässe
- erweiterte Pupillen
- Gähnen.

Emotionale und verhaltensbezogene Veränderungen:

- Angstreaktionen
- Vermeidungsverhalten
- Gereiztheit
- Angst
- Wutausbrüche
- Aggression
- Agitiertheit.

Kognitive Veränderungen:

- zunehmende Verwirrtheit
- verminderte Orientierung (in Bezug auf Zeit, Ort, eigene Person, etc.)
- verminderte Aufmerksamkeitsspanne (mehr als üblich).

Hinweis

Bei Auftreten eines dieser Anzeichen oder Symptome muss die betreffende sensorische Strategie so lange ausgesetzt werden, bis geklärt ist, ob sie oder ein anderer Auslöser das Problem verursacht und es sollte ein Arzt zu Rate gezogen werden.
Diese sicherheitsrelevanten Informationen müssen bei der Anwendung der in diesem Buch vorgestellten sensorischen Strategien stets bedacht werden. An der Versorgung des Klienten beteiligte Ärzte oder Rehabilitationsfachleute sollten über alle weiteren Sicherheitsbelange informiert werden.
Informationen, die die Sicherheit betreffen, müssen in der Krankenakte des Klienten vermerkt werden.

5.1 Dämpfende und anregende Strategien

Viele Menschen erweitern ihr Repertoire an sensorisch basierten Strategien dadurch, dass sie sich ihre zur Beruhigung oder Anregung der Klienten genutzten Strategien und eine Kombination aus beiden merken. Dämpfende Strategien beruhigen die Klienten und vermitteln ihnen ein Gefühl von Sicherheit, Wohlbefinden und Entspanntheit. Anregende Interventionen können angenehm und stärkend bis schwer erträglich (sehr unangenehm) sein. Die meisten Menschen verstehen intuitiv, dass dämpfende Strategien für die Arbeit mit Menschen, die Demenz haben, sehr geeignet sind, doch die Anwendungsmöglichkeiten anregender Strategien sind weniger bekannt. Anregende Strategien können die Stimmung heben (ein kühles Getränk, Pfefferminzgeruch), intensiver sein (sauer oder bitter schmeckende Speisen, ein kühles Tuch für das Gesicht) oder schwer erträglich sein (alles, was starke Abneigung hervorruft; verschiedene, Sicherheitsalarmsignale).

Zunächst erfolgt zu Hause oder am Arbeitsplatz eine Bestandsaufnahme sämtlicher sensorisch basierter Strategien; dann wird im nächsten Schritt versucht, die Anwendungsmöglichkeiten dämpfender und anregender Strategien zu erweitern. Da die Vorstellungen von sensorischem Input und von dämpfender oder anregender Wirkung (oder von beidem) recht unterschiedlich sind, listet **Tabelle 5-1** Beispiele auf, die zeigen, welche Art von sensorischem Input im Allgemeinen als dämpfend oder als anregend wahrgenommen wird.

Obwohl die Vorlieben und Reaktionen der Menschen in puncto sensorischer Input sehr individuell sind, enthält **Tabelle 5-2** Beispiele für sensorisch basierte Strategien, die generell als eher dämpfend oder als eher anregend empfunden werden.

Neben dämpfenden oder anregenden Strategien gibt es auch Interventionen, die auf unterschiedliche Ergebnisse abzielen, beispielsweise körperliche Ruhe und einen wachen und konzentrierten Geist.

Tabelle 5-1: Stimuli, die generell als dämpfend oder als anregend wahrgenommen werden

Dämpfend	Anregend
• alles, was vertraut ist	• alles, was nicht vertraut oder neu ist
• Konsistenz	• Inkonsistenz
• langsames Tempo	• schnelles Tempo
• gleichmäßiger Rhythmus	• ungleichmäßiger Rhythmus
• Einfachheit	• Komplexität
• Stimuli von geringer Intensität	• Stimuli von hoher Intensität

Tabelle 5-2: Dämpfende und anregende Strategien

Dämpfend	Anregend
• warme Dusche/warmes Bad • ein Tier halten oder streicheln • warmes Kaminfeuer • in eine große Decke eingehüllt sein • Massage/feste Berührung • isometrische Übungen/Yoga • gemütliche Spaziergänge • langsame/rhythmische Musik • beruhigende Geräusche aus der Natur (Meeresrauschen) • Summen, leises Singen • beruhigende Düfte (Öle, Lotionen, Kerzen) • weiche Materialien/Texturen • Schaukeln im Schaukelstuhl • Schaukeln auf einer Schaukel • langsame rhythmische Bewegungen (sich zu langsamer Musik bewegen) • sanfte/gedimmte Beleuchtung • entkoffeinierter Tee und Kräutertee • Kaugummi, knusprige Speisen/Süßigkeiten	• kalte oder kühle Dusche/Bad • Eis in der Hand oder ans Gesicht halten • Aufenthalt in einem kühlen Raum • Einhüllen in kühle Bettlaken • schnelle, aufpeitschende Musik • laute Geräusche aus der Natur (Vogelgezwitscher) • starke Gerüche • leichte Berührung • Aerobic • anstrengende Spaziergänge • raue oder stachelige Materialien/Texturen • schnelle oder holperige Autofahrten • sich auf einer Schaukel drehen • schnelle und/oder abrupte Bewegungen • helles Licht oder Blitzlicht • Tee oder Kaffee trinken • in ein Eis am Stiel beißen • saure oder heiße Speisen/Süßigkeiten

Ist der Einsatz von sensorisch basierten Aktivitäten und Modalitäten unter Berücksichtigung sicherheitsrelevanter Variablen geplant, müssen die Krankengeschichte, sensorische Tendenzen, Vorlieben, Bedürfnisse und Ziele betrachtet werden. Etwa so: Reagiert der Klient empfindlich auf laute Geräusche, abrupte Bewegungen, Veränderungen der Temperatur oder bestimmte Arten von taktilen Wahrnehmungen? Meidet der Klient bestimmte Stimuli und wenn ja, welche? Sucht der Klient nach Dingen, die er berühren und halten oder mit denen er interagieren kann (das Gegenteil von sensorischer Sensibilität und Vermeidungsverhalten)? Nach welchen anderen Stimuli sucht der Klient sonst noch? Können diese Fragen beantwortet werden, helfen nach den sensorischen Systemen geordnete Strategien, weitere sensorische Strategien zu finden, die geeignet sind, die einzelnen Arten des sensorischen Inputs zu verstärken oder abzuschwächen.

Neben der *Art* der Stimulation, die eine Aktivität oder Modalität bietet, entscheidet auch die *Intensität* über die Wahrnehmung ihrer Effizienz (Champagne, 2011). Auch die Tageszeit, Häufigkeit und Dauer der Stimulation beeinflussen, wie intensiv sie empfunden wird. Ebenso wirkt sich die Art und Weise, wie sensorische Strategien präsentiert und eingesetzt werden, auf ihre Effizienz aus. Außerdem verändern sich die Bedürfnisse und Vorlieben der Klienten in den einzelnen Stadien der Demenz häufig. Aus all diesen Gründen ist es wichtig, stets aufmerksam zu sein und immer wieder zu überprüfen, wie die Klienten auf die einzelnen Interventionen reagieren, die im Rahmen des SMP angeboten werden.

5.1.1 Kommunikation

In den Frühstadien der Demenz sind die Klienten durchaus in der Lage, ihre Vorlieben in puncto sensorisch basierter und anderer therapeutischer Ansätze zu kommunizieren. Doch wenn die Krankheit voranschreitet und ihre kommunikativen Fähigkeiten immer mehr nachlassen, müssen die Betreuungspersonen immer öfter die Vorlieben und Bedürfnisse der Klienten ermitteln und kommunizieren. Wenn die kommunikativen Fähigkeiten der Klienten sich im Laufe der Zeit verändern, müssen die Betreuungspersonen aufmerksam auf subtile Signale achten, die über die Körpersprache und nonverbal vermittelt werden.

Hinweis

Bevor sensorisch basierte Strategien und das SMP zum Einsatz kommen, müssen die Nutzer zumindest über die Grundlagen der einzelnen sensorischen Systeme Bescheid wissen. In **Kapitel 2** und in den Abschnitten „Weiterführende Informationen (englisch)“ (S. 187) und „Weiterführende Informationen (deutsch)“ (S. 193) finden Sie mehr Informationen und eine Darstellung der sensorischen Systeme sowie der sensorischen Integration und Verarbeitung.

5.2 Nach sensorischen Systemen geordnete sensorische Strategien

Sobald die Nutzer wissen, wie die sensorische Integration und Verarbeitung funktioniert und welche Strategien eine dämpfende bzw. anregende Wirkung haben oder welche Kombination aus beiden sich positiv auswirkt, wollen viele mehr über die sensorischen Systeme erfahren und lernen, diese Kenntnisse gezielter einzusetzen.

Zunächst fragen die Nutzer (Mitarbeiter oder Betreuungspersonen) nach einer Liste der verschiedenen, nach sensorischen Systemen geordneten sensorischen Strategien (sensomotorische Aktivitäten und Modalitäten), damit sie wissen, zu welchem System die einzelnen sensorischen Strategien gehören. Sie beginnen sich dafür zu interessieren, sobald sie merken, dass eine bestimmte Art von sensorischem Input aus unterschiedlichen therapeutischen Gründen bevorzugt bzw. ausgewählt wird oder notwendig ist. Nachfolgend werden Beispiele für häufig eingesetzte sensorische Strategien aufgelistet, die nach sensorischen Systemen geordnet sind. Doch bei der Nutzung ist Vorsicht geboten, denn es handelt sich lediglich um Vorschläge, nicht um Anweisungen. Wichtig ist, alle sensorischen Strategien gemäß den sicherheitsrelevanten, sensorischen, medizinischen und therapeutischen Bedürfnissen und Zielen des Klienten zu individualisieren. Zusätzlich muss beachtet werden, dass alle unsere Sinne fortwährend Reize aufnehmen.

Die meisten Menschen kennen fünf Sinne, doch in Wirklichkeit gibt es acht:

- Tastsinn
- Propriozeption
- Gleichgewichtssinn
- Gesichtssinn
- Gehörsinn
- Geruchssinn
- Geschmackssinn
- Interozeption.

Das taktile, propriozeptive und vestibuläre System werden häufig als „Kraftwerke" bezeichnet, denn wenn der Input in diese sensorischen Systeme bzgl. der Quantität und der Qualität „genau richtig" ist (d.h. von einer Person als angenehm und ungefährlich wahrgenommen wird), werden Angstgefühle und Agitiertheit verringert und das Gefühl, strukturierter, selbstbewusster und körperlich stärker präsent zu sein, gesteigert. Nachfolgend werden die sensorischen Systeme einzeln vorgestellt, aber aufgrund der engen Verbindung zwischen den erwähnten drei Systemen ist ihr wechselseitiger Einfluss hoch.

[Das Konzept der Basalen Stimulation unterscheidet die Sinnessysteme nach Körper- und Umweltsinnen. Körpersinne vermitteln uns Wahrnehmungen aus und über unseren Körper. Sie werden als elementare oder basale Sinne verstanden, die lebenslang ihre Funktion erhalten, bis zum letzten Atemzug und unabhängig von geistigen Fähigkeiten. Die Wahrnehmung von Körpergrenze, -oberfläche und -tiefe bezeichnet Fröhlich als somatische Wahrnehmung. Gleichgewichts- und Schwingungswahrnehmung (vestibuläre und vibratorische Wahrnehmung) sind weitere „basale Sinne". Dabei wird Schwingung als Teil der Interozeption verstanden (und nicht nur als „Beiwerk“ des Tastsinns), weil hierdurch der knöcherne Zusammenhalt des Körpers gespürt wird. Umweltsinne eröffnen uns Informationen aus und über die Umwelt. Sehen, Hören, Tasten und Greifen, Riechen und Schmecken gehören dazu. Aus entwicklungspsychologischer Sicht zählt Fröhlich das „Mund-Erkunden“ als eigenen Wahrnehmungsbereich hinzu. Die Bedeutung des Mundes ist bei demenzkranken Menschen nicht nur für die Ernährung wichtig, sondern wenn Dinge in den Mund genommen werden, kann dies ein Versuch sein, die Umwelt zu erkunden. Gerade die Verschiedenartigkeit der Einteilung und Unterscheidung der Sinne bei beiden Konzepten (Basale Stimulation und SMP) verweist auf die unterschiedlichen Arbeitsweisen, die jedem Konzept zu Grunde liegen. Basale Stimulation betrachtet die Wahrnehmung immer im Zusammenhang mit Bewegung und Kommunikation und die Sinnesbereiche in ihrer Verbundenheit mit dem Erleben der Person. Anm. d. dt. Hrsg.]

5.2.1 Das taktile System: Der Tastsinn

Taktile Stimulation bedeutet Berührung, Druck, Schmerz, Temperatur und Vibration. Nachfolgend werden Objekte, Aktivitäten und Modalitäten als Beispiele für verschiedenartigen taktilen Input aufgeführt:

- künstlerische und handwerkliche Utensilien und Aktivitäten
- verschiedene Garne und Stoffe
- unterschiedliche Samen und Dinge aus der Natur zum Anfühlen
- Gartenarbeit
- Spielzeug und Stofftiere (**Abb. 5-1**)
- Ton, Teig zum Spielen, verschiedene Arten von Kitt
- kinetischer Sand oder Sand vom Strand
- Koch-/Backutensilien und entsprechende Aktivitäten
- Figuren und Bälle zum Stressabbau mit unterschiedlichen Texturen (**Abb. 5-2**)
- weiche Decken
- weiche Kleidung/Socken ohne Naht
- Sitzkissen
- Maniküre/Pediküre
- Hand-Halten
- Auftragen von Lotion/Puder
- Handmassage/Körpermassage
- Haare oder den Körper bürsten
- Kissen

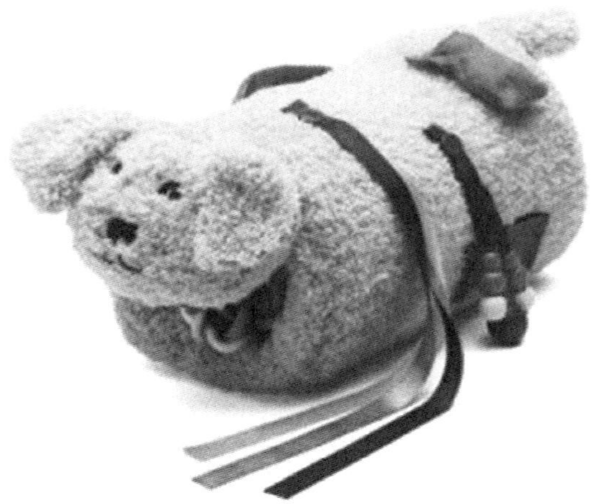

Abbildung 5-1: Spielzeug-Welpe: Stoffhund mit taktilen Applikationen (manipulatives)

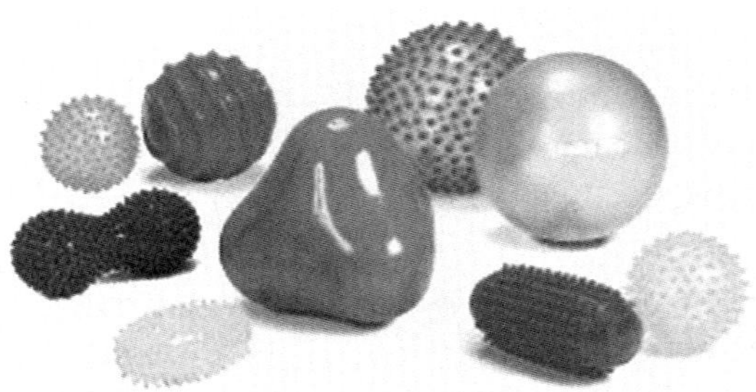

Abbildung 5-2: Verschiedenartige taktile Figuren und Bälle zum Stressabbau

- eine Katze oder einen Hund streicheln
- digital anpassbare Matratzenauflagen (memory foam mattress pads)
- Puzzles
- Sitzsäcke aus verschieden Bohnensorten und Stoffen
- Aktivitäten: Sortieren und Falten
- Stoff-Musterbuch an einem großen Schlüsselring (mit verschiedenartigen Stoffen und Texturen)
- Schoß-Quilt mit vielen verschiedenartigen Dingen zum Anfühlen (**Abb. 5-3**)
- Garnrollen
- vibrierende Objekte (Kissen, Massagegerät)
- Brise (Fächer, offenes Fenster oder Wind von draußen)
- weicher handgeknüpfter Wollteppich, weiche Flanell- oder Baumwolldecke

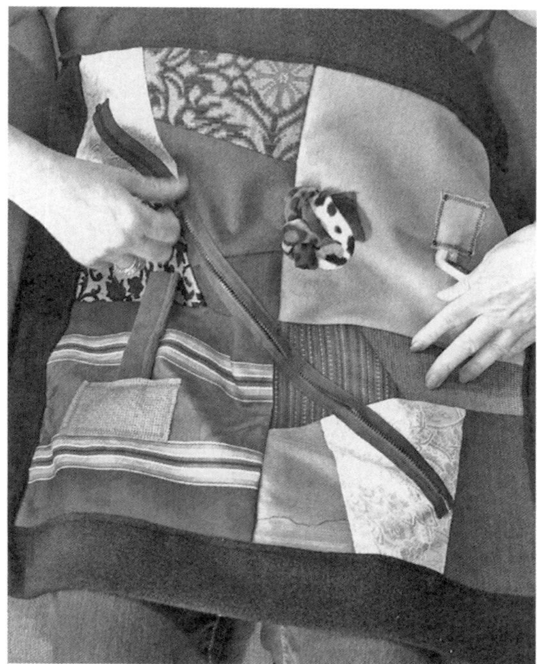

Abbildung 5-3: Schoß-Quilt mit taktilen Applikationen (manipulatives)

- Wanddekor aus verschiedenartigen Textilien, die zum Thema des Kunstwerks verwoben werden (Fliesen, Werkstoffe, Stoffe)
- Ratespiele: Ohne hinzusehen in einen Sack greifen und erraten:
  - Dinge aus der Natur (Kiefernzapfen, Kokosnüsse, Eicheln)
  - Eigenschaften und Formen von Dingen (z. B. weich/rau, rund/dreieckig)
  - verschiedene Stoffarten (Baumwolle, Flanell, Denim, Wolle)
  - verschiedenartige Münzen
  - Haushaltsartikel und Werkzeuge (Schrauben, Bolzen, Schraubenschlüssel, Sandpapier)
- Kissen, Schoßkissen, Schürzen oder Sitzsäcke mit verschiedenen Gegenständen, die ertastet und identifiziert werden müssen.

Es besteht immer die Möglichkeit, dass Menschen unterschiedlich reagieren, doch grundsätzlich ist es so, dass leichter Druck die Klienten eher alarmiert und stärkerer sie beruhigt. Eine Berührung wird als leicht empfunden, wenn die für leichte Berührungen zuständigen taktilen Rezeptoren aktiviert werden. Die folgenden Beispiele für Aktivitäten und Stimuli können die für leichte Berührungen zuständigen Rezeptoren in der Haut aktivieren und die entsprechenden Reaktionen auslösen:

- leichte Berührungen
- leichter Regen auf der Haut
- leichtes Bürsten gegen den Strich
- ein Tier sanft streicheln oder mit den Fingern oder einer Feder leicht über die Haut streichen.

Starke Berührungen aktivieren die Rezeptoren, die auf feste Berührungen reagieren. Die folgenden Beispiele für Aktivitäten und Stimuli aktivieren die für starke Berührungen zuständigen Rezeptoren in der Haut und lösen die entsprechenden Reaktionen aus:

- Massage (Hand, Nacken oder Körper)
- Umarmungen
- Hautpflegeprodukte auftragen (Cremes, Bürsten, Lotionen)
- beschwertes Schoßkissen oder ein um den Körper gewickelter Schal
- Massagegeräte.

Taktile Hyper- und Hyposensibilität

Hyper- und Hyposensibilität können in einem oder in mehreren sensorischen Systemen auftreten, das taktile System eingeschlossen. Taktile Hypersensibilität (Überempfindlichkeit) und/oder Hyposensibilität (Probleme mit der Wahrnehmung sensorischer Stimulation) können gleichzeitig auftreten, weil es verschiedenartige taktile Rezeptoren gibt. Man spricht von taktiler Hypersensibilität, wenn eine Person auf eine Berührung, die von anderen Menschen nicht als unangenehm oder beängstigend empfunden wird, anders reagiert. Hypersensible Menschen können nicht gut ertragen, wenn sie berührt werden, neben jemandem sitzen, den sie körperlich berühren könnten, mit bestimmten Stoffen in Berührung kommen, Selbstversorgungsaktivitäten über sich ergehen lassen oder umarmt werden. Bei Anzeichen von taktiler Hypersensibilität ist es ratsam, den taktilen Input zu reduzieren und/oder Strategien anzuwenden, die helfen, Berührungen zu tolerieren (z. B. im Rahmen von Selbstversorgungsaktivitäten).

Hyposensible Menschen müssen stärker stimuliert werden als die meisten anderen Menschen, um taktilen Input wahrzunehmen. Werden Berührungen, Vibrationen, Druck, Temperaturveränderungen und/oder Schmerzen gar nicht oder kaum wahrgenommen, kann dies die Sicherheit, Funktionsfähigkeit und die Fähigkeit, sich umsorgt zu fühlen, massiv beeinträchtigen. Hyposensible Menschen brauchen mehr taktile Stimulation, um taktilen Input wahrnehmen zu können, der wohltuend und strukturierend ist. Für sie geeignet sind Aktivitäten mit intensiveren oder graduellen taktilen Stimuli (z. B. einen Sessel mit verstellbarer Rückenlehne benutzen, der vibriert und massiert, Stoffe mit verschiedenartigen Texturen sortieren, Einwickeln in eine warme Decke). Taktile Hyper- und/oder Hyposensibilität entwickelt oder verschlimmert sich oft, wenn die Demenz voranschreitet, und in der Tat wird häufig beobachtet, dass taktile Präferenzen sich dann verändern.

Bei der Anwendung des SMP wird die Identifizierung der taktilen Präferenzen des Klienten bei der Auswahl und Integration der am besten geeigneten taktilen Interventionen, die Teil der sensorischen Diät des Klienten sind, berücksichtigt. Kontinuierliche Observation und ein erneutes Assessment der ausgewählten sensorisch basierten Strategien geben Auskunft darüber, ob die Interventionen der sensorischen Diät weiterhin wirksam sind und wann es angebracht ist, sie zu verändern oder aufzugeben.

5.2.2 Das propriozeptive System: Wahrnehmung von Körper, Körperhaltung und Bewegungen

Propriozeption ist therapeutisch wirksam, wenn gezielt Aktivitäten und Bewegungen ausgewählt werden, die dazu führen, dass die Klienten sich ruhiger, orientierter, kohärenter, selbstbewusster und stärker in ihrem Körper verwurzelt fühlen und die sie animieren, ihren Körper zu bewegen. Die propriozeptiven Rezeptoren reagieren auf folgende Aktivitäten:

- Aktivitäten, die zum Schieben und Ziehen animieren
- Dinge aufheben und weiterreichen
- Spazierengehen
- isometrische Übungen
- Tanzen
- einen Stressabbauball zusammendrücken
- Teig oder Ton kneten
- Dehnaktivitäten oder -übungen (z. B. Tai-Chi, Yoga, Pilates)
- Wettkampfspiele (Bowling, Volleyball mit Ballons), sportliche Aktivitäten (Ballfangspiele)
- einen beschwerten Ball oder einen anderen beschwerten Gegenstand weiterreichen und das Gewicht schätzen
- Gartenarbeit (Graben, Pflanzen).

Propriozeption: Hyper- und Hyposensibilität

Einige Menschen reagieren hyper- bzw. hyposensibel auf propriozeptive Stimulation. Hypersensible Klienten reagieren ängstlich oder reflexartig auf Aktivitäten oder Inputs, die die propriozeptiven Rezeptoren (in Muskeln, Gelenken, Bändern und Sehnen) bei Aktivitäten, die zum Dehnen, Strecken, Schieben oder Ziehen animieren, aktivieren. Die betroffenen Klienten zeigen Angst und Vermeidungsverhalten und spannen bei Aktivitäten, die die propriozeptiven Rezeptoren aktivieren, ihre Muskeln an.

Hyposensible Klienten brauchen dagegen stärkere Stimulation als die meisten anderen Menschen ihrer Altersgruppe, um propriozeptive Stimulation wahrzunehmen. Wird propriozeptive Stimulation gar nicht oder eingeschränkt wahrgenommen, beeinträchtigt dies die Sicherheit, Bewegungen, Körper- und Selbstwahrnehmung sowie die Funktionsfähigkeit. Hyposensible Klienten brauchen intensive propriozeptive Stimulation, um propriozeptive Stimuli, die beruhigend und strukturierend wirken sowie die Bewegung verbessern, wahrzunehmen. Hyposensible Klienten sind ungeschickt, fallen durch schlechte Körperwahrnehmung auf, haben Schwierigkeiten, ihren Körper in aufrechter Position zu halten oder den Bewegungsablauf von Aktionen oder Aktivitäten korrekt durchzuführen.

Beschwerte Modalitäten

Beschwerte sensorisch basierte Modalitäten bieten taktilen und propriozeptiven Input in unterschiedlicher Intensität, je nachdem, wie sie verwendet werden. Beschwerte Modalitäten sind Dinge, die am Körper getragen werden (Westen, Schoßkissen, Decken) oder Objekte (Puppen, Stofftiere), die durch zusätzliche Materialien schwerer gemacht wurden. Ihr Gewicht intensiviert aus bestimmten therapeutischen Gründen den Druck und damit den propriozeptiven Input. Es konnte gezeigt werden, dass der Einsatz von beschwerten Modalitäten bei unterschiedlichen Populationen die Aufmerksamkeitsspanne, das Gefühl von Ruhe und Sicherheit, die Körperwahrnehmung sowie die Nachtruhe und den Schlaf der Klienten verbessert hat (Champagne, Mullen, Dickson & Krishnamurty, 2015; Chen, Yang, Chi & Chen, 2013; Mullen, Champagne, Krishnamurty, Dickson & Gao, 2008). **Abbildung 5-4** zeigt eine Frau, die sich über ihren beschwerten Quilt freut.

[Erbsensack oder andere mit Materialien gefüllte Gewichtssäcke aus der Basalen Stimulation (Buchholz, 1995) sowie Kugeldecken oder Kugelkissen mit unterschiedlich hohem Gewicht sind im Handel erhältlich. Anm. d. dt. Hrsg.]

Gesundheitsfachleute sind sich uneins, welche Art von Input bei den verschiedenen beschwerten Modalitäten die größere Wirkung hat, starke Berührungen oder

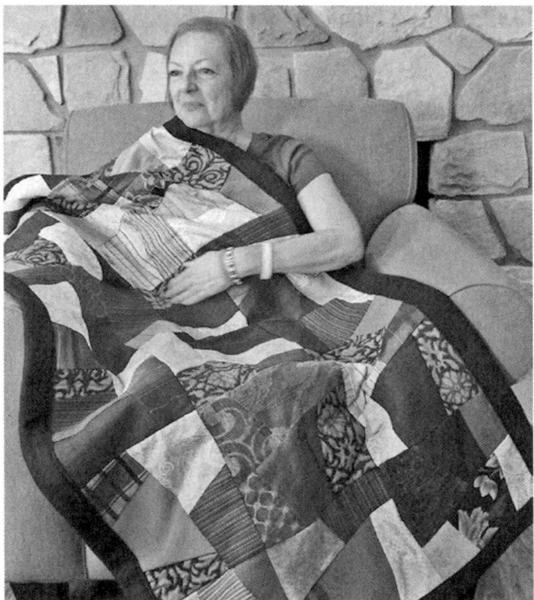

Abbildung 5-4: Beschwerter Quilt

propriozeptiver Input. Werden beschwerte Modalitäten beim Stehen oder Umhergehen benutzt, reagieren sowohl die für starke Berührungen zuständigen Rezeptoren als auch die propriozeptiven Rezeptoren. Das Gewicht steigert die Widerstandskraft (Propriozeption) und erhöht auch den starken Druck auf die Haut (taktil) dort, wo das Gewicht/die starke Berührung einwirkt. Je nachdem, wie intensiv die Person sich mit einer beschwerten Modalität bewegt (Stehen, Gehen, Trainieren), ist der propriozeptive oder taktile Input mal stärker und mal schwächer. Bei Klienten, die eine beschwerte Modalität benutzen, während sie sitzen oder liegen, reagieren vor allem die für starke Berührungen zuständigen Rezeptoren. Die Propriozeptoren werden aktiviert, wenn die Klienten ihre Körperhaltung verändern, beibehalten oder das beschwerte Objekt (z. B. eine beschwerte Decke) anders hinlegen oder entfernen wollen. Beschwerte Modalitäten sind:

- Puppen
- Stofftiere
- Schoßkissen (mit Gel gefüllt; **Abb. 5-5**)
- Decken
- Umhänge/Schals
- Westen
- Gürtel.

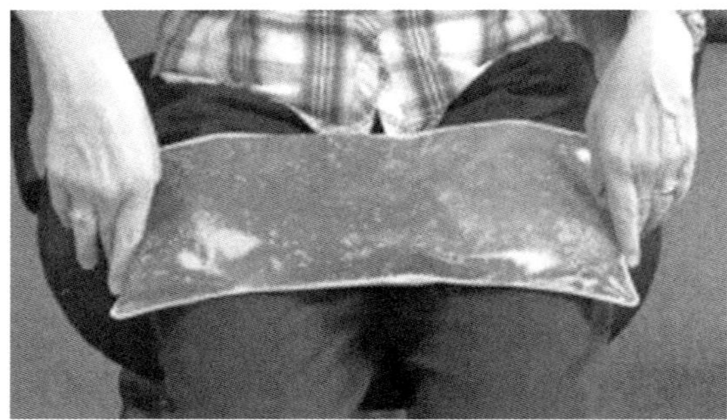

Abbildung 5-5: Beschwertes Schoßkissen, gefüllt mit Gel

Beschwerte Modalitäten, die bei Menschen mit Demenz eingesetzt werden, müssen entweder so verändert werden, dass sie sämtliche Vorsichtsmaßnahmen oder Sicherheitsbelange berücksichtigen oder man muss auf den Einsatz verzichten. Beschwerte Modalitäten dürfen niemals zur Fixierung benutzt werden. Als Fixierung gilt alles, was man nicht selbst problemlos entfernen kann. Die Klienten müssen folglich in der Lage sein, sie ohne fremde Hilfe zu entfernen und von sich aus ihre Benutzung zu beenden.

Um eine sichere und effiziente Nutzung zu gewährleisten, sollte ein Rehabilitationsexperte mit Erfahrung in sensorischer Integration und Verarbeitung ein Assessment durchführen und bei der Entscheidung über folgende Punkte um Unterstützung gebeten werden: Art und Gewicht der beschwerten Modalitäten, Intensität der Begleitung, Überprüfung von Vitalzeichen oder anderen Formen der Überwachung, Trageprotokoll. Um Sicherheitsrisiken zu minimieren, muss das zum Beschweren benutzte Material gut verpackt, waschbar und nicht leicht zu entfernen oder zu verspeisen sein. Bei Fragen zur Sicherheit der beschwerten Modalitäten muss ein medizinischer oder Rehabilitationsexperte zu Rate gezogen oder die Anweisungen oder Empfehlungen eines Arztes müssen eingeholt werden. Der Einsatz von beschwerten Modalitäten ist außerordentlich hilfreich, doch ein falscher, unsachgemäßer und nicht überwachter Einsatz kann bei verletzlichen Populationen schwerwiegende Folgen nach sich ziehen. Aus diesem Grund sind die beschriebenen Sicherheitsempfehlungen unbedingt zu beachten.

Stärkerer Druck kann außer mit beschwerten Objekten auch mit Dingen oder spezieller Kleidung wie Kompressionssocken, Hemden/Shorts, enganliegende Tops, Lycra-Umhängen und/oder Decken zum Einhüllen erzeugt werden. Die im Zusammenhang mit beschwerten Modalitäten beschriebenen Sicherheitsmaßnahmen müssen beachtet werden, um zu gewährleisten, dass von den Druck erzeugenden Objekten keine Gefahren und Unannehmlichkeiten für die Klienten ausgehen.

[Beim sogenannten „Pisa Syndrom“ zeigt der Einsatz von Gelmatten in 135 Grad Lagerung eine deutliche Verbesserung der Aufrichtung des Körpers (Buchholz & Schürenberg, 2013). Anm. d. dt. Hrsg.].

5.2.3 Das vestibuläre System: Balance, Bewegung und Muskeltonus

Das vestibuläre System ist zuständig für Balance, Körperhaltung, Richtung, Stabilität, Körperkoordination und Muskeltonus. Das vestibuläre System informiert uns, ob wir uns bewegen, ob die Dinge in unserer Umgebung sich bewegen und gibt Auskunft über die Richtung und Geschwindigkeit der Bewegungen. Nachfolgend sind Beispiele für Bewegungsaktivitäten aufgeführt, die für vestibulären Input sorgen:

- Spazieren gehen
- im Schaukelstuhl oder Sessel mit verstellbarer Rückenlehne schaukeln oder rollen
- sich dehnen
- sich rhythmisch bewegen oder hin- und herwiegen
- Treppen auf- und absteigen
- Nintendo Wii [Spielkonsole, die über eingebaute Bewegungssensoren die Bewegungen des Spielers erkennt und auf eine Spielfigur überträgt. Anm. d. Lek.] benutzen
- Bewegungsübungen in unterschiedlichen Positionen durchführen
- tanzen
- Ballon-Volleyball spielen
- Bowling
- Geschicklichkeitsspiele **(Abb. 5-6, Abb. 5-7)**
- schaukeln
- Therapiebälle benutzen
- die Position selbst verändern oder verändern lassen
- im Auto fahren
- Tai-Chi/Yoga praktizieren.

Interventionen, die den vestibulären Input erhöhen, dürfen die Klienten keinesfalls überstimulieren, weil dies zu negativen Folgen wie Schwindel, Kopfschmerzen, Blässe, Erbrechen und Reisekrankheit führen kann. Bei Menschen, die hypersensibel auf vestibuläre Stimulation reagieren, ist besondere Vorsicht geboten. Die Betroffenen haben Probleme mit Bewegungen, die verbunden sind mit:

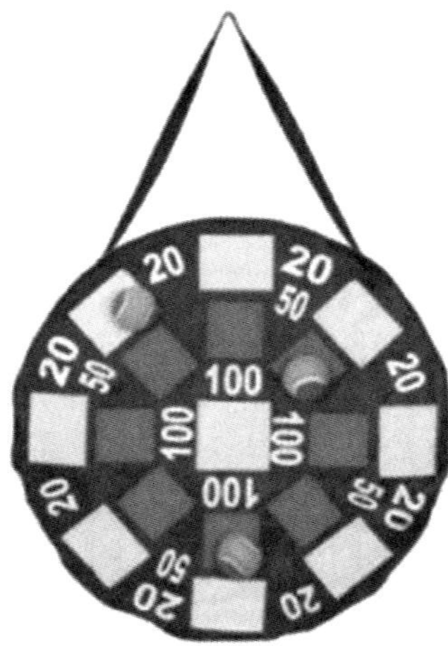

Abbildung 5-6: Ball-Wurfspiel

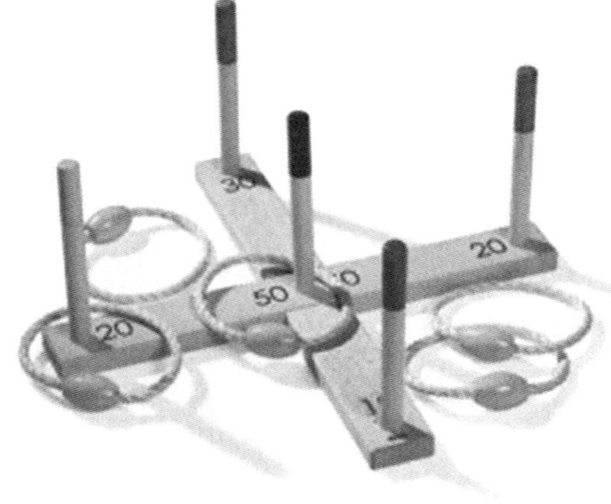

Abbildung 5-7: Ringe werfen

- Veränderungen der Geschwindigkeit (z.B. schneller gehen)
- Richtungswechseln
- Veränderungen der Körperhaltung (z.B. Kopf nach unten vs. richtige Seite nach oben)
- Abheben der Füße vom Boden (bei bestimmten Aktivitäten oder Positionen)
- unebenem oder schwankendem Untergrund
- mit einem Gefühl der Desorientiertheit nach bestimmten Bewegungen oder Veränderungen der Körperhaltung.

Der Grad der Hypersensibilität entscheidet auch über das Ausmaß der Bewegung, die ein Klient toleriert. Je stärker seine Hypersensibilität ist, desto eher wird er Bewegungen beim Transfer, Gehen oder Schaukeln im Rollenschaukelstuhl als überstimulierend und unerträglich empfinden. Raten Sie Menschen mit vestibulärer oder bewegungsbedingter Hypersensibilität, beide Füße auf dem Boden zu lassen (auch im Sitzen) und die Augen offen zu halten. Bieten Sie ihnen Aktivitäten mit starken Berührungen und propriozeptivem Input an, die ihnen helfen, sich sicherer zu fühlen und ihren Körper besser wahrzunehmen.

Menschen mit vestibulärer Hyposensibilität brauchen (und suchen sogar) mehr vestibuläre Stimulation als andere Menschen ihrer Altersgruppe, um vestibuläre Informationen registrieren und wahrnehmen zu können. Diese Klienten brauchen daher dringend mehr vestibulären Input, was man daran erkennen kann, dass sie umherlaufen, schaukeln, sich hin- und herwiegen oder andere Bewegungen ausführen. Menschen mit vestibulärer Hyposensibilität brauchen viele sichere Gelegenheiten, sich tagsüber zu bewegen. Hilfreich sind auch verschiedene Sitzgelegenheiten, die kein Sturzrisiko darstellen, wie z.B. ein BRODA-Rollenschaukelstuhl, der automatisch blockiert, sobald der Nutzer senkrecht steht und so verhindert, dass er stürzt.

Es kommt auch vor, dass Klienten unterschiedlich auf vestibulären Input reagieren, d.h. bestimmte Bewegungen gar nicht tolerieren (etwa den Kopf beim Haare-Waschen nach hinten neigen, sich beim Schuhe anziehen vorbeugen), während sie andere Bewegungen geradezu suchen. Eine Erklärung für diese Koexistenz vestibulärer Verarbeitungsmuster liegt in der Funktion der verschiedenen Rezeptoren des vestibulären Systems, der Bogengänge und der Otolithen. Mehr Informationen über das vestibuläre System finden Sie in **Kapitel 2**.

Hinweis

Besondere Vorsicht bei Bewegungsaktivitäten ist geboten, wenn Klienten Sehprobleme und/oder Schwierigkeiten mit der Balance haben oder eine andere Medikation bekommen.

5.2.4 Das visuelle System: Der Gesichtssinn

Das visuelle System ist von allen sensorischen Systemen das komplexeste. Es ist zuständig für unser Sehvermögen und befähigt uns, uns visuell, räumlich und perzeptiv in der Welt zu bewegen. Die Augen nehmen visuelle Information aus der Umwelt auf und leiten sie an das Gehirn weiter. Farbe, Form, Größe, Kontrast, Tiefe und Standorte von Objekten, Menschen und anderen Dingen in der Umgebung werden von den Rezeptoren des visuellen Systems wahrgenommen und an das Gehirn weitergeleitet, wo die Integration, Verarbeitung und Interpretation erfolgt. Mit zunehmendem Alter wird es schwieriger, Kontraste wahrzunehmen, Tiefe richtig einzuschätzen und bestimmte Farben genau zu erkennen (z.B. blaue Schattierungen sehen manchmal wie grüne aus). Dunkle Farben oder Muster auf dem Boden werden von den Klienten für eine Barriere gehalten und sie haben Angst, sich ihr zu nähern oder sie zu überschreiten.

Visuelle Stimulation wird für unterschiedliche Zwecke eingesetzt, z.B. um Klienten zu beruhigen oder anzuregen. Die nachfolgend aufgeführten visuellen Strategien sind zur Beruhigung oder Anregung geeignet, doch es gilt zu beachten, dass Dinge, die auf manche Menschen beruhigend (oder anregend) wirken, von anderen völlig anders wahrgenommen werden können:

Beruhigend wirken:

- heruntergedimmte Beleuchtung
- sanfte oder farbige Beleuchtungsmöglichkeiten für den Raum
- interessante Bücher, Zeitschriften oder Zeitungen anschauen
- Bilder anschauen, auf denen die Natur oder Tiere zu sehen sind
- Bilder von Aktivitäten oder Dingen, die dem Klienten früher wichtig waren oder die er aktuell bevorzugt (z. B. Aktivitäten, die mit Freizeit, Arbeit oder der Familie zu tun haben)
- Bilder von Orten anschauen, an denen sich der Klient gerne aufgehalten oder die er gerne aufgesucht hat (z. B. in der häuslichen Umgebung oder im Urlaub)
- ein Windspiel betrachten
- ein Mobile betrachten
- Fische im Aquarium beobachten
- einen Wasserfall anschauen
- ein brennendes Kaminfeuer anschauen
- projizierte Bilder oder Szenen anschauen
- einfache Wandmalereien betrachten.

Anregend wirken:

- helle Farben (Anstrich, Beleuchtung, Dekor)
- natürliches oder helles Licht (Vorsicht bei grellem Licht/Hypersensibilität gegenüber Licht)
- Kunstwerke/Poster ausstellen, die helle Farben haben und komplex oder strukturiert sind
- Hollywood-Klassiker anschauen
- Sportsendungen anschauen
- Ballon-Volleyball oder Geschicklichkeitsspiele (visuelles Tracking ist erforderlich)
- eine schnelle Tanzvorführung anschauen
- eine Lavalampe (mit interaktiven Schaltern) betrachten oder beeinflussen
- unter Aufsicht Werkzeug mit Faseroptik benutzen
- visuelle Strategien mit verschiedenartigen therapeutischen Hilfsmitteln anwenden, z. B.:
  - Zuordnungsspiele
  - Orientierungstafeln (Datum, Monat, Jahreszeit, Tagesroutine)
  - Wandgemälde oder Poster (Aufwertung der Umgebung)
  - Poster von Landkarten oder große Bücher mit Landkarten
  - Dunkle oder getönte Sonnenbrillen (die vor grellem oder hellem Licht in der Umgebung schützen)

- Spiegel (im Rahmen von Selbstversorgungsaktivitäten zur Selbstorientierung einzusetzen)
- Familienfotos (um Erinnerungen zu wecken)
- Lichttherapie (z. B. Regulierung von Deckenbeleuchtung, Lampe oder Lichtkasten), um die zirkadianen Rhythmen (sich wiederholende biologische Kreisläufe wie etwa der Schlafrhythmus) zu unterstützen.

Sehvermögen: Hyper- und Hyposensibilität

Wie in den anderen sensorischen Systemen treten Hyper- und Hyposensibilität im Bereich der visuellen Stimulation bei Menschen mit Demenz in unterschiedlichem Ausmaß auf. Visuelle Stimuli machen den Hauptanteil der Stimulation aus der Umgebung aus und sie haben langfristig einen Einfluss darauf, wie Menschen sich fühlen und verhalten. Eine der wichtigsten Aufgaben des SMP besteht darin zu ermitteln, welche Arten der visuellen Stimulation im Verlauf des Tages für die Klienten die effizientesten sind. Viele Menschen konzentrieren sich auf die Beleuchtung und andere Ausstattungsgegenstände, wenn sie die Quantität und Qualität der visuellen Stimulation überprüfen, der die Klienten ausgesetzt sind. Doch nur wenige berücksichtigen das Ausmaß des visuellen Chaos und den Umfang und die Intensität der visuellen Stimulation, die die Klienten den ganzen Tag lang wahrnehmen. Andere Umgebungen bieten dagegen zu wenig Stimulation (auch visuelle). Entscheidend bei der Überprüfung der individuellen sensorischen Verarbeitungsmuster ist, für jeden Klienten die richtige Balance zu finden.

5.2.5 Das auditorische System: Der Gehörsinn

Das auditorische System befähigt uns, verschiedenartige Geräusche und Töne in der Umgebung wahrzunehmen. Das äußere Ohr und die unterschiedlichen Rezeptoren des auditorischen Systems reagieren auf Geräusche und leiten die auditorische Stimulation zum Gehirn, wo sie weiterverarbeitet und interpretiert wird. Die nachfolgenden, beispielhaft aufgeführten allgemeinen Strategien können im Rahmen des SMP genutzt werden:

- Musik hören
- eine Geräuschmaschine einschalten (**Abb. 5-8**)
- Geräusche aus der Natur (Wellen, die sich am Meeresufer brechen, das Schnurren einer Katze, Vogelgezwitscher), Hörbücher, Tonvideos/Tonfilme anhören, Singen

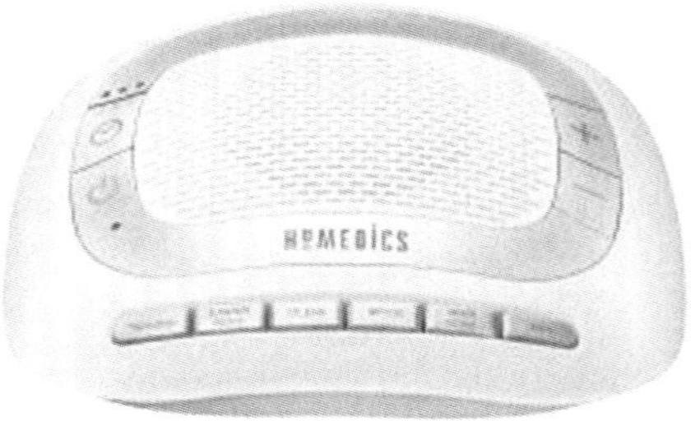

Abbildung 5-8: Geräuschmaschine

- Lieder mitsingen
- Vorlesen (Zeitungen, Zeitschriften, Bücher, Gedichte, spirituelle Texte etc.)
- eine Klangschale benutzen
- Pfeifen
- ein Instrument spielen (Triangel, Tambourin, Klavier, Kuhglocke; (Abb.: 5-9)
- Muster oder Rhythmen mit den Händen oder Hand-Instrumenten nachahmen
- Ratespiele machen, wie z. B. „Wie heißt die Melodie?"
- Sich-Unterhalten
- Musik aus verschiedenen Epochen hören, z. B. Bigbands, Frank Sinatra, Judy Garland, Elvis, Johnny Cash, Glen Miller, Tommy Dorsey Orchestra, Andrew Sisters, Melodien aus den 1950er-Jahren [die hier genannte Musik des angloamerikanischen Raums kann die Nachkriegsgeneration, die allmählich in die Heime einzieht, durchaus positiv anregen. Wohingegen die momentan aktuellen und beliebten Radiosender, die auf den Abteilungen mancher Einrichtungen laufen und sich am Musikgeschmack der Mitarbeitenden orientieren, durchaus sehr befremdlich auf alte Menschen wirken können. Anm. d. dt. Hrsg.]
- alte Comedy-Shows und Filme anschauen, z. B. mit Dean Martin und Jerry Lewis, Abbot und Costello und Lucie Ball
- Einsatz musiktherapeutischer Geräte mit Unterstützung eines dafür ausgebildeten Experten.

Manche Menschen hören mit zunehmendem Alter schlechter, andere reagieren empfindlicher auf auditorische Stimulation. Je nach Bedürfnissen und Präferenzen der Klienten bzgl. auditorischer Verarbeitung, müssen die Quantität und Qualität der auditorischen Stimulation, der die Klienten ausgesetzt sind, angepasst und ihre Reaktion auf die auditorische Stimulation einschließlich der kumulativen Effekte kontinuierlich überprüft werden. Die Studie von Locke und Mudford (2010) hat ergeben, dass auditorischer Input in Form von Musik geeignet ist, Agitiertheit und

Ausbrüche bei Menschen mit Demenz zu verringern. Verschiedene Forschungsstudien bestätigen, dass Musik sich positiv auf Menschen mit Demenz auswirkt (Blackburn & Bradshaw, 2014; Cooke, Moyle, Shum, Harrison & Murfield, 2010; Janata, 2012; Lin, Chu, Yang, Chen, Chang, Hsieh & Chou, 2011; Vasionytė & Madison, 2013). Auch eine Dokumentation mit dem Titel *Alive Inside* (Näheres im Abschnitt „Weiterführende Informationen (englisch)“ ab Seite 187), zeigt Fallbeispiele, die belegen, dass Musik viele positive Auswirkungen auf Menschen mit Demenz hat.

Hinweis

Zu viele verschiedene Geräusche, sich überlagernde Geräusche und laute oder chaotische Umgebungen können bei Menschen mit Demenz Desorientiertheit, Angst, Irritationen oder Agitiertheit auslösen. Werden sie langfristig auditorischer Stimulation ausgesetzt, sind sie schnell überfordert.

5.2.6 Das olfaktorische System: Der Geruchssinn

Das olfaktorische System reagiert auf Chemikalien wie Düfte und Gerüche und steht in direkter Verbindung zum limbischen System (der für Gefühle zuständige Teil des Gehirns). Deshalb ist der Geruchssinn optimal geeignet, um Erinnerungen und Emotionen zu triggern. Gerade weil das olfaktorische System so eng mit Emotionen verknüpft ist, muss darauf geachtet werden, welche Gerüche in die therapeutische Umgebung geholt werden. Aromen werden meistens gezielt therapeutisch genutzt, um bestimmte Ziele zu erreichen, etwa um bei den Klienten positive Erinnerungen und Emotionen zu wecken, ihren Appetit anzuregen, sie auf die Zeit/Jahreszeiten/Feiertage einzustimmen, sie zu beruhigen und ihre Aufmerksamkeit zu erlangen.

Die klinische Aromatherapie setzt 100 % reine ätherische Öle für bestimmte therapeutische Zwecke ein. Eine neuere Forschungsstudie befürwortet den gezielten Einsatz der klinischen Aromatherapie bei Menschen mit Demenz (Press-Sandler, Freud, Volkov, Peleg & Press, 2016). Aufgrund der chemischen Zusammensetzung ätherischer Öle bedarf ihr Einsatz in einer Einrichtung des Gesundheitswesens der vorherigen Genehmigung. In den meisten Einrichtungen dürfen 100 % reine ätherische Öle nur von Gesundheitsfachleuten mit einer Zusatzausbildung oder einer entsprechenden Qualifikation eingesetzt werden. Egal ob ätherische Öle genutzt werden oder nicht, die Möglichkeiten, Menschen mit Demenz olfaktorisch zu stimulieren, sind vielfältig: Duftkerzen und wohlriechende Seifen sowie natürlich riechende Speisen, Pflanzen, Dufttöpfe, Kräuter und Blumen. Vielleicht sollten auch nicht duftende Dinge angeboten werden, falls weniger Stimulation angezeigt ist.

Ebenso wie andere sensorische Systeme können auch Düfte eine beruhigende oder anregende Wirkung haben.

Beruhigend wirken:

- vertraute und angenehme Düfte
- Lavendel
- Rosenwasser
- Kräutertees
- Dufttöpfe
- Schokolade
- Blumen
- Babyöl und Babypuder
- Lotionen und Seifen
- Sandelholz.

Anregend wirkt der Duft von:

- Kaffee
- Eukalyptus
- Pfefferminze oder andere Minzarten
- Orangen
- Grapefruit
- Zimt
- Parfüme/Kölnischwasser
- Rosmarin
- Kiefern
- Basilikum.

Um im Rahmen des SMP die Klienten mit Düften in Kontakt zu bringen, eignen sich mit unterschiedlich duftenden Dingen gefüllte Gefäße, Beutel oder Flaschen, duftende Seifenblasen, Zerstäuber, Pflanzen (Blumen, Kräuter etc.), im künstlerischen oder handwerklichen Bereich verwendete Materialien, duftende Utensilien (duftende Bleistifte oder Marker) und Aktivitäten wie Kochen und Backen. Ebenfalls Spaß machen Spiele, bei denen die Teilnehmer Düfte erraten müssen.

Mit zunehmendem Alter empfinden manche Menschen Düfte als störend, während andere Probleme haben, olfaktorische Stimulation wahrzunehmen. Bevor Aktivitäten oder Modalitäten, die mit Düften zu tun haben, zum Einsatz kommen, muss unbedingt überprüft werden, ob der Klient Allergien hat, welche Einstellung er gegenüber Düften hat und wie empfindlich er auf olfaktorische Stimulation reagiert.

Hinweis

Manche Menschen reagieren allergisch oder empfindlich auf bestimmte Düfte, Gerüche oder Chemikalien. In diesem Fall sollte olfaktorische Stimulation vorsichtig oder gar nicht eingesetzt werden. Es gibt Einrichtungen, in denen nur natürliche Düfte erlaubt sind.

5.2.7 Das gustatorische System: Der Geschmackssinn und die orale Motorik

Die für den Geschmack zuständigen Rezeptoren des gustatorischen Systems sind chemische Rezeptoren, die als Geschmacksknospen bezeichnet werden. Daneben befinden sich im Mund taktile Rezeptoren, die auf die Texturen und Formen von Objekten, Speisen und Flüssigkeiten reagieren. Die propriozeptiven Rezeptoren befähigen uns, den Mund zu bewegen, wenn wir saugen, kauen, blasen oder schlucken. Angesichts der verschiedenartigen sensorischen Stimuli, für die die Rezeptoren im Mund zuständig sind, wird klar, welche gustatorischen Strategien geeignet sind, die Quantität und Qualität der wahrgenommenen Stimulation zu verringern oder zu steigern. Nachfolgend werden Beispiele für sensorische Strategien aufgeführt, die das gustatorische System fördern:

- Aktivitäten oder Ratespiele, bei denen Teesorten, Kräuter, Geleebohnen, Früchte und Eiscreme/Sorbets etc. am Geschmack erkannt werden müssen
- Aktivitäten, die zum Blasen animieren: Seifenblasen und leichte Federn in die Luft blasen und durch einen Trinkhalm Luft in ein Getränk blasen
- die Klienten an einem Eis am Stil oder harten Bonbons oder dickere Flüssigkeiten durch einen Trinkhalm saugen lassen
- Zerbeißen oder Kauen: Popcorn, Müsliriegel, Kräcker
- zur täglichen Teestunde verschiedene Teesorten anbieten.

Hinweis

Vorsichtsmaßnahmen sind erforderlich bei Personen, die Probleme mit dem Schlucken oder bestimmten Nahrungsmitteln haben oder negativ auf bestimmte Texturen reagieren. Werden Trinkhalme angeboten, muss sichergestellt werden, dass die Nutzer sich nicht verschlucken.

5.2.8 Das interozeptive System: Die Wahrnehmung innerer Befindlichkeiten

Das interozeptive System offenbart, ob wir uns gut oder schlecht fühlen, müde oder hungrig sind, zur Toilette müssen, Schmerzen haben oder eine Erkältung bekommen. Schreitet die Demenz weiter voran, wird es für die Betroffenen immer schwieriger, diese Prozesse wahrzunehmen und verbal zu artikulieren. Besonders in den mittleren oder späteren Stadien der Demenz haben die Klienten oft emotionale Ausbrüche oder verhalten sich auffällig, was häufig ein Hinweis darauf ist, dass etwas in ihrem Körper vorgeht, das sie weder deuten noch artikulieren können. Dies gilt es bei der Arbeit mit Menschen, die Demenz haben, stets zu bedenken.

Indikatoren, die Aufschluss über innere Befindlichkeiten geben – wie z. B. Schlaf-Wach-Rhythmus; Essverhalten (wie viel, wie oft, regelmäßig oder unregelmäßig); Krankheiten, die Unbehagen oder Schmerzen verursachen; veränderte Medikation; Darm- oder Blasenprobleme; Übelkeit – können berücksichtigt und für die Auswahl interozeptiver Interventionen genutzt werden. All dies zeigt, dass die Betroffenen sich im Verlauf des Tages häufiger unwohl fühlen oder Probleme haben, normal zu funktionieren. Sensorische Strategien, die die Interozeption stärken, werden genutzt: Erstens, um festzustellen, ob eines der genannten Probleme vorhanden ist. Zweitens, um Kontakt zu medizinischen Fachleuten aufzunehmen und dafür zu sorgen, dass die Betroffenen behandelt werden. Drittens, um sensorische Unterstützungsmöglichkeiten anzubieten, die geeignet sind, die Schwierigkeiten oder Beschwerden zu beheben.

Probleme mit dem Schlaf-Wach-Rhythmus, Essverhalten oder Anreichen von Speisen lassen sich beseitigen, indem die sensorische Diät der Klienten genau überprüft wird und weitere, hilfreiche Unterstützungsmöglichkeiten angeboten werden. Besteht der Verdacht, dass eine Krankheit, Darm-/Blasenprobleme oder Schmerzen die Ursache sind, muss ein medizinischer Experte hinzugezogen werden. Fühlen die Klienten sich unwohl, sind umgebungsbezogene sensorische Unterstützungsmöglichkeiten oder andere Strategien angezeigt, die den Klienten das Gefühl vermitteln, sicher und gut aufgehoben zu sein.

Die Stressreaktion ist Ausdruck einer Störung der inneren Befindlichkeit, die die Betroffenen immer weniger selbst kontrollieren und verbalisieren können, je massiver die Symptome der Demenz werden. Angst oder Vermeidungsverhalten sind typische Anzeichen für eine Stressreaktion. Den Betroffenen mithilfe des SMP das Gefühl zu vermitteln, sicher, gut aufgehoben zu sein, behütet und angenommen zu werden, ist wichtig, um Stress- und Angstreaktionen sowie potenziell aggressive Ausbrüche einzudämmen.

5.2.9
Multimodale multisensorische Wahrnehmungen

Bislang wurden die sensorischen Aktivitäten und Modalitäten immer den entsprechenden sensorischen Systemen zugeordnet, doch in Wirklichkeit nehmen wir gleichzeitig mit allen Sinnen wahr. Zwar sind wir in der Lage, uns auf einen oder mehrere Sinne zu konzentrieren und die Sinneswahrnehmungen von einem oder mehreren sensorischen Systemen zu reduzieren oder zu blockieren (z. B. Augen schließen, Ohrstöpsel tragen), doch wir empfangen und verarbeiten Informationen von allen sensorischen Systemen simultan. Nachfolgend werden Beispiele für multisensorische sensomotorische Aktivitäten und Modalitäten aufgeführt:

- eine Gruppe für künstlerische und handwerkliche Arbeiten besuchen
- Zeichnen und sich gleichzeitig mit jemandem unterhalten
- Kochen oder Backen
- eine sensomotorische oder Gymnastikgruppe besuchen
- in einem Schaukelstuhl sitzen und einen Film anschauen
- sich um ein Tier kümmern und sich gleichzeitig unterhalten
- einen Garten anlegen oder erkunden
- sich in einem Sinn- und Fühlraum oder in einem sensorisch gut ausgestatteten Raum aufhalten oder diesen erkunden.

Sobald die beruhigenden bzw. anregenden Strategien (oder eine Kombination aus beidem) nach einer Weile Wirkung zeigen, sollte entweder im Rahmen der sensorischen Diät oder unabhängig davon eine Liste erstellt und allen, die mit den Klienten arbeiten, ebenfalls zugänglich gemacht werden. **Tabelle 5-3** zeigt ein Beispiel.

Auf diese Art und Weise gelingt es, Angehörige und Mitarbeiter, die in verschiedenen Schichten arbeiten, über die sensorischen Strategien zu informieren, die helfen. Die Liste kann außerdem genutzt werden, um weitere Informationen zu sammeln: Angehörige und Mitarbeiter aus anderen Settings (gemeindenahe Programme) oder anderen Schichten werden gebeten, sensorische Strategien, die sie ausprobiert haben und für hilfreich halten, hinzuzufügen.

Tabelle 5-3: Strategien, die beruhigend und anregend wirken – Beispiele für eine sensorische Diät (Quelle: Champagne, 2017, 2018)

Sensorische Systeme	Beruhigende Wirkung	Aufbauende/anregende Wirkung
Taktiles System (Berührung)	warme Decke oder warmes Laken	kalte Kompresse
Olfaktorisches System (Geruch)	Lavendel oder Rose	Pfefferminze oder Rosmarin
Auditorisches System (Geräusche)	Instrumentalmusik	beschwingte Musik
Visuelles System (Sehen)	Bilder von Familienangehörigen anschauen	Tanzdarbietungen anschauen
Gustatorisches System (Geschmack)	eine Tasse Tee	Süßspeisen und süße Desserts
Bewegung (propriozeptives und vestibuläres System)	in einem Schaukelstuhl mit Rollen schaukeln	Ballon-Volleyball spielen
Interozeptives System	Schlafenszeitroutinen, die das Einschlafen erleichtern: • Beleuchtung eine Stunde vor Schlafenszeit dimmen • „Gute Nacht"-Tee anbieten • die Klienten, während sie in ihrem Zimmer im Schaukelstuhl sitzen, vor dem Transfer ins Bett in eine warme Decke hüllen	sensorisch und achtsamkeitsbasierte Aktivitäten, die die Körperwahrnehmung fördern: • sich auf den Geruch einer Blume konzentrieren • ein beschwertes Schoßkissen bewusst wahrnehmen • Fische im Aquarium beobachten

6
Die sensorische Diät

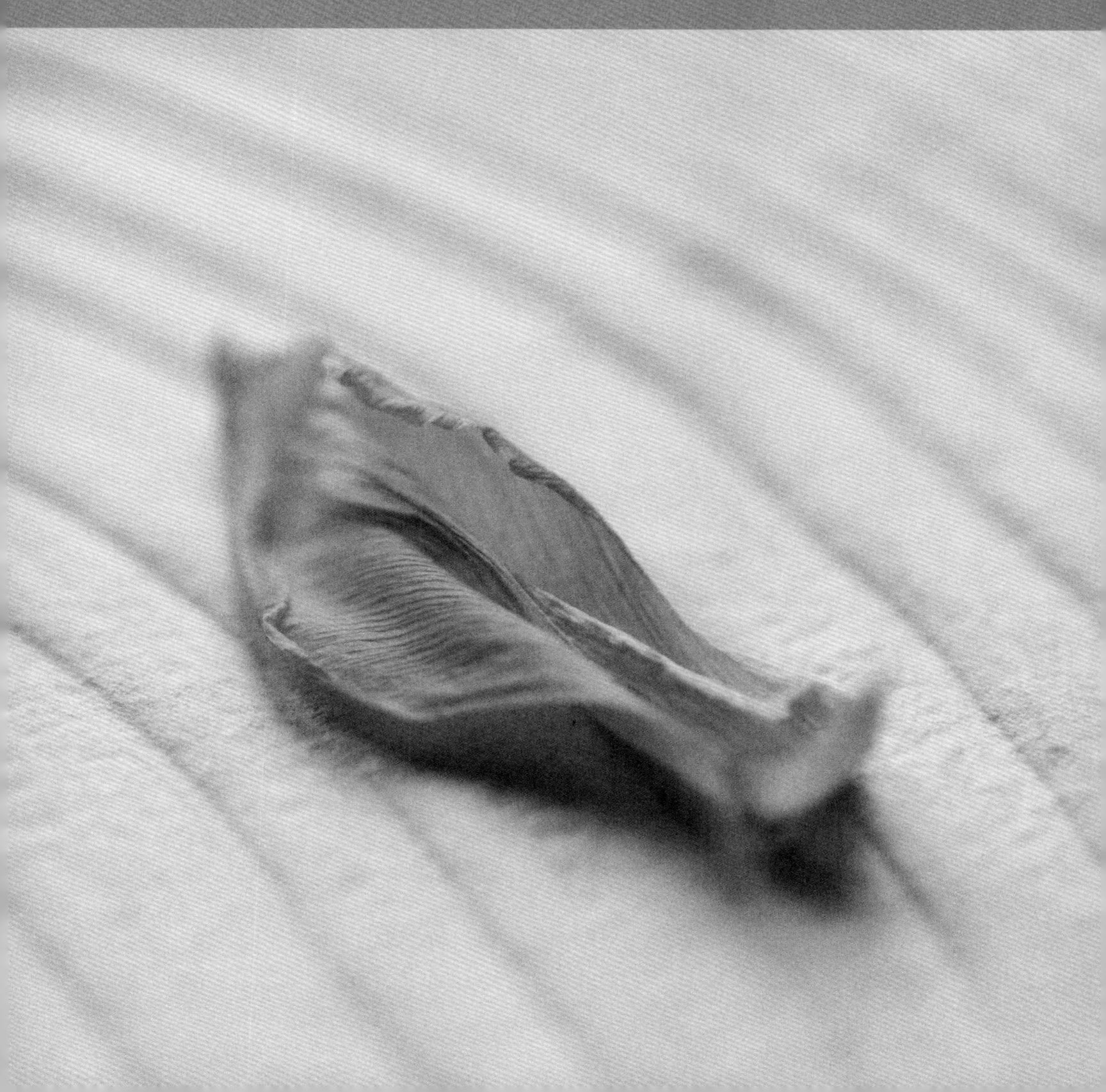

Nichts belebt die Vergangenheit so intensiv wie ein Geruch, den man mit ihr verbindet.
Vladimir Nabokov

Den Begriff „sensorische Diät" hat die Beschäftigungstherapeutin Patricia Wilbarger (1995) geprägt. Eine sensorische Diät [denken Sie bitte nicht an Reduktionskost, sondern verstehen Sie diesen Begriff als „angepasste Nahrung" für das sinnliche Erleben des Menschen mit Demenz. Eine „Kost", die dem Demenzkranken in wohldosierter Form und zur entsprechenden Zeit angeboten wird, weil er selbst nicht mehr dazu in der Lage ist, sich das Maß an Anregung zu holen, das er für ein sinnerfülltes Leben braucht. Anm. d. dt. Hrsg.] ist eine gezielt entwickelte individualisierte Tagesroutine, die darauf abzielt, Sicherheit, sensorische Bedürfnisse, Gesundheit, Teilhabe und Lebensqualität zu verbessern. Um Klienten und Betreuungspersonen bei der Entwicklung einer sensorischen Diät zu unterstützen, müssen zunächst so viele Details wie möglich zur Tagesroutine des Klienten gesammelt werden, wie sie sich im Verlauf einer typischen Woche ergeben. Ein Großteil der Zeit, die für die Entwicklung einer sensorischen Diät benötigt wird, beansprucht die Beobachtung eines typischen Tages oder einer typischen Tageszeit, die besonders problematisch ist. Danach wird die Beobachtung auf andere Tageszeiten, weitere Tage und schließlich auf die ganze Woche ausgedehnt. Wie lange dieser Prozess dauert, hängt von dem Klienten ab. Um eine sensorische Diät entwickeln zu können, muss eine Beziehung zu dem Klienten aufgebaut, frühere und aktuelle Stärken und Präferenzen sowie aktuelle Bedürfnisse und Trigger müssen ermittelt werden. Auch die Überprüfung sensomotorischer Aktivitäten, Modalitäten sowie Unterstützungsmöglichkeiten, die die Umgebung und die Partizipation betreffen, kann Zeit in Anspruch nehmen. Deshalb ist es üblich, anfangs mit einer wenig differenzierten sensorischen Diät zu arbeiten und diese nach und nach durch andere Strategien zu erweitern, die sich als hilfreich erwiesen haben.

Ist der Klient in der Lage, sich an der Entwicklung der sensorischen Diät zu beteiligen, muss er im Mittelpunkt des Prozesses stehen. In den Frühstadien der Demenz können die Klienten durchaus in den ganzen Prozess einbezogen werden und selbst entscheiden, ob sie von Angehörigen oder Betreuungspersonen unterstützt werden wollen. In den mittleren bis späten Stadien der Demenz, wenn die Betroffenen nicht mehr so gut kommunizieren und aktiv in den therapeutischen Prozess einbezogen werden können, müssen diese Rolle immer häufiger Betreuungspersonen oder Mitarbeiter übernehmen, die den Klienten am besten kennen. Auch persönliche Gespräche, Telefonate, Fragebögen oder andere Methoden, die die Privatsphäre nicht verletzen, helfen bei der Ermittlung der Präferenzen des Klienten und tragen zur Individualisierung der sensorischen Diät bei. Klienten und Betreuungsperson(en) stehen zwar im Mittelpunkt des Prozesses, doch auch die objektive Ermittlung ihrer

Bedürfnisse durch die Beobachtung bestimmter Aspekte der Tagesroutine führt zu wertvollen Erkenntnissen.

Die Entwicklung einer sensorischen Diät ist ein hochindividualisierter und aussagekräftiger Teil des Sensory Modulation Program (SMP). Zudem gehören zur Entwicklung der sensorischen Diät auch die Ermittlung oder Beschaffung sensorisch basierter und anderer Assessmentdaten (medizinische und rehabilitationsbezogene) sowie die Überprüfung einzelner, sensorisch basierter und potenziell hilfreicher Ansätze. Wird die sensorische Diät nach und nach erweitert und angepasst, müssen dabei sämtliche Komponenten des SMP überprüft werden. Die folgenden Fragen helfen bei der Entwicklung oder Veränderung der sensorischen Diät eines Klienten:

- Welches sind die sensorischen Tendenzen und Muster?
- Welches sind die wesentlichen Vorlieben und Abneigungen?
- Welches sind die Details seiner Tagesroutine, die entsprechenden hilfreichen Strategien und die Trigger?
- Welche Strategien wirken beruhigend und aufbauend und wann helfen sie am besten?
- Was zeichnet seine bevorzugten Strategien aus?
- Welche Strategien vermitteln ihm ein Gefühl der Sicherheit?
- Welche Rollen sind/waren ihm am wichtigsten?
- Welches sind die früheren und aktuellen Präferenzen in puncto Freizeitgestaltung und sozialen Umgangs?
- Welche Strategien fördern seine Partizipation?
- Welche kulturellen und spirituellen Belange sind zu berücksichtigen?

Wenn Sie nicht direkt darin involviert sind, die sensorische Diät umzusetzen, ist es umso wichtiger, dass Sie mit den direkt Zuständigen zusammenarbeiten. Verschließen Sie sich der Zusammenarbeit, könnte Ihr Beitrag nicht wertgeschätzt werden oder er wird womöglich als zu praxisfern empfunden. Die Zweckmäßigkeit und Umsetzung der sensorischen Diät hängen entscheidend davon ab, dass nach Möglichkeit alle Beteiligten einbezogen werden.

Sensorische Strategien werden häufig dann in Betracht gezogen oder nachgefragt, wenn Probleme mit der Sicherheit, Dekompensation, sensorischer Hypersensibilität oder sensorischer Deprivation immer größer werden. Die folgenden Abschnitte thematisieren wichtige Aspekte im Zusammenhang mit Sicherheit, Partizipation und Lebensqualität, die zu beachten sind, wenn die sensorische Diät gemeinsam mit dem Klienten und den beteiligten Betreuungspersonen entwickelt wird.

6.1 Sicherheit, Wohlbefinden und Partizipation fördern

Die Strategien der sensorischen Diät sollten Sicherheit, Wohlbefinden und Partizipation [im Sinne von Teilhabe am Leben. Anm. d. dt. Hrsg.] fördern, denn diese Faktoren sind wichtig, wenn es darum geht, die negativen Auswirkungen der Demenz zu reduzieren und die Würde, Gesundheit, Fitness, Beziehungen, Wohlbefinden und Sicherheit der Klienten zu erhalten. Aktivitäten, die wichtigen und sinnvollen Rollen und Routinen im Leben der Klienten gleichen, können dazu beitragen, dass sie aktiv und interessiert bleiben. Schreitet die Krankheit weiter voran, nehmen ihre Unabhängigkeit und Funktionsfähigkeit ab und sie brauchen für die gleichen Aktivitäten und Routinen immer mehr Unterstützung. Die folgenden Abschnitte zeigen anhand von Beispielen auf, wie die Sicherheit und Partizipation an sinnvollen Rollen und Aktivitäten gefördert werden kann, wenn die Klienten die mittleren und späteren Stadien der Demenz erreichen.

6.1.1 Sicherheit und Entspannung fördern

Es ist nicht immer einfach, dafür zu sorgen, dass Menschen mit Demenz sich sicher und entspannt fühlen. Mit dem Voranschreiten der Demenz lösen Verwirrtheit, Angst, Paranoia, Gefühle von Verlust und Traurigkeit und viele andere Variablen eine Stressreaktion aus. Es ist ein wichtiger Bestandteil der Pflege von Menschen mit Demenz, mithilfe individualisierter sensorischer Strategien diese Stressreaktionen sowohl zu verhindern als ihnen, im Falle ihres Auftretens, auch entgegenzuwirken. Die nachfolgend aufgeführten Vorschläge können dazu beitragen, dass die Klienten sich ruhiger, sicherer und entspannter fühlen:

- Musik oder Musik-Shows (im Radio, Fernsehen oder live)
- tröstende Berührungen
- Düfte, die beruhigen und besänftigen
- Kräutertees und andere warme oder kalte Getränke
- gut sichtbare Bilder von lieben Angehörigen (vergrößert und innerhalb des Gesichtsfeldes platziert)
- komfortable Ausstattung (Schaukelstuhl mit Rollen, digital anpassbare Matratzenauflage)
- bequeme Kleidung (Temperatur, Passform, Stoffart)
- eine materielle Umgebung mit nicht zu vielen und nicht zu wenigen Stimuli
- Einhaltung sämtlicher Sicherheitsempfehlungen von Experten aus den Bereichen Medizin und Rehabilitation

- tägliche Aktivitäten, die interessant und so beschaffen sind, dass sie die Partizipation in jedem Stadium der Demenz ermöglichen
- Mittel, die zu gutem Schlaf verhelfen
- Baby-Puppen oder Stofftiere
- angenehme Raumtemperatur
- Aktivitäten und Modalitäten, die die Klienten von unangenehmen Dingen ablenken
- neue Erfahrungen, die keine Stressreaktion auslösen
- Maßnahmen, die bewirken, dass die Klienten sich nicht allein gelassen fühlen
- Maßnahmen, die Ängste dämpfen und beruhigend wirken
- regelmäßiger Kontakt zu lieben Angehörigen und Betreuungspersonen
- beschwerte Decke oder Quilt mit taktilen Applikationen (manipulatives) (**Abb. 6-1**)

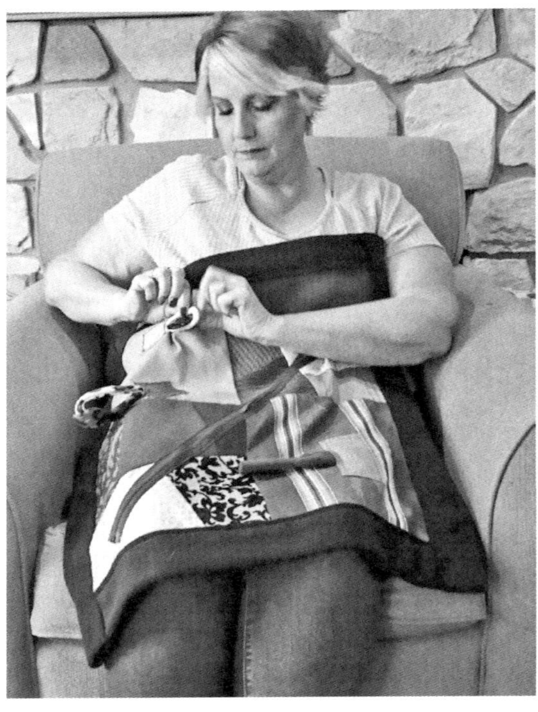

Abbildung 6-1: Beschwerte Decke mit taktilen Applikationen (manipulatives)

6.1.2 Teilhabe an der Selbstversorgung fördern

Im mittleren Stadium der Demenz sollten die für die Selbstversorgungsroutinen benötigten Dinge so platziert werden, dass sie sich im Gesichtsfeld des Klienten befinden und in der Reihenfolge angeordnet sind, wie sie gebraucht werden. Die Klienten sollten das, was sie ohne fremde Hilfe erledigen können, selber tun und nur im Bedarfsfall unterstützt werden (z.B. durch Tipps für den nächsten Schritt, praktische Hilfe, Beruhigung). Wenn es gelingt, bei der Durchführung der Tagesroutinen für Erfolg, Wohlbefinden und Sicherheit zu sorgen, wird die Lebensqualität entscheidend verbessert.

Es ist sehr wichtig, die Klienten wie Erwachsene zu behandeln, die sie ja sind, und zugleich mitfühlend, liebevoll und freundlich zu sein.

Im fortgeschrittenen Stadium der Demenz wird es für die Klienten zunehmend schwierig, ohne fremde Hilfe zu essen und zu trinken. Es ist nicht immer so einfach wie es klingt, ein Speisezimmer so einzurichten, dass es angenehm, anheimelnd und sicher ist und eine ruhige Atmosphäre ausstrahlt. Die nachfolgend aufgeführten Vorschläge können dabei helfen:

- Hypersensible Klienten nicht in die Nähe von Bereichen setzen, die arbeitsintensiv oder hektisch sind
- an jedem Tisch viel Platz zwischen den Klienten lassen, um zu verhindern, dass sie anderen Personen zu nahe kommen oder deren Speise berühren
- so oft wie möglich dafür sorgen, dass nahe Angehörige oder Mitarbeiter gemeinsam mit den Klienten essen
- gedämpft langsame klassische Musik spielen, vorausgesetzt keiner der anderen Klienten im Raum fühlt sich dadurch gestört
- darauf achten, dass die Klienten auf den Stühlen und Sitzgelegenheiten bequem sitzen können
- darauf achten, dass alle Speisen und Getränke sich im Gesichtsfeld und in Reichweite der Klienten befinden, damit nichts vergossen oder umgestoßen wird
- darauf achten, dass Klienten, die zur Toilette müssen, nach Möglichkeit erst nach dem Säubern in den Raum gebracht werden, damit sich keine störenden Gerüche im Speiseraum ausbreiten
- die materielle Umgebung sollte so anziehend wirken, über anheimelndes Dekor und Schallschluckwände verfügen und für die Nutzer zweckmäßig sein.

Auch wenn die Klienten so lange wie möglich unabhängig bleiben sollen, sind irgendwann diverse Strategien nötig oder hilfreich. Ein Rehabilitationsexperte kann bei der Auswahl von adaptiven Utensilien helfen, die das Anreichen von Essen erleichtern und so sicher wie nützlich sind, etwa:

- Latex-Matten, die verhindern, dass Schüsseln und Utensilien beim Essen wegrutschen
- Strategien und Hilfsmittel, die das Hinsetzen und Positionieren erleichtern
- verschiedenartige adaptive Utensilien, Tassen oder Geschirr
- Strategien, die das Essen und Trinken erleichtern oder Maßnahmen, die das Anreichen von Speisen erleichtern
- problemlösende Unterstützungsmöglichkeiten für Klienten, die Schwierigkeiten mit dem Essen oder Trinken haben oder das Essen und Trinken verweigern.

Klienten, die nicht normal schlucken können, müssen einem Experten aus dem Bereich Medizin oder Rehabilitation vorgestellt werden, der sie untersucht und entsprechende Dienste und Beratung anbietet.

Duschen, Baden, Haarpflege und andere Dinge, die mit körperlicher Hygiene zu tun haben, sind sehr persönlich und intim und haben einen Einfluss auf die Persönlichkeit und das Selbstwertgefühl der Klienten. Daher ist es wichtig, ihr Bedürfnis nach Intimität stets zu respektieren und sich gegenüber allen Aspekten der Pflege, besonders den Körperpflegeroutinen, verständnisvoll und fürsorglich zu verhalten. In jedem Alter hat die Art und Weise, wie wir behandelt werden, unmittelbare Auswirkungen darauf, wie wir uns fühlen. Die Selbstversorgung ist ein wichtiger Teil der Tagesroutine und sie verhilft uns dazu, dass wir uns als geschätzte, zielbewusste und einzigartige Menschen wahrnehmen.

Demenz zu haben bedeutet nicht zwangsläufig, dass Würde und Selbstachtung keine Rolle mehr spielen. Selbstversorgungsroutinen sind eine Möglichkeit für die Betroffenen, ihren persönlichen Stil zu zeigen (Frisur, Kleidung) und sich jeden Tag frisch, gestärkt und fit zu fühlen. Schreitet die Demenz weiter voran, verändern sich die Quantität und Qualität der Unterstützung, die die Klienten für ihre Selbstversorgungsroutinen benötigen. Kreative und einfühlsame Unterstützung hilft ihnen, ihre Selbstversorgungsroutinen wie gewohnt durchzuführen. Hier einige Beispiele:

- Gehen Sie in einem Tempo vor, das den Bedürfnissen der Klienten entspricht (maßvoll vs. langsam).
- Helfen Sie ihnen, ihre Kleidung für den Tag auszuwählen oder geben Sie ihnen verschiedene Kleidungsstücke zur Auswahl.
- Bewegen oder berühren Sie Klienten niemals, ohne sie zu begrüßen (von vorne, mit Blickkontakt und auf freundliche Art) und ihnen zu sagen, was Sie als Nächstes tun werden (sie zur Toilette begleiten, baden und ankleiden).
- Benutzen Sie einen Duschstuhl, eine Handbrause oder eine Whirlpool-Wanne, falls es hilfreich ist.
- Bei Problemen mit der Balance oder schwerkraftabhängiger Wahrnehmungsstörung wenden Sie die in **Kapitel 2** beschriebenen, potenziell hilfreichen Strategien an.

- Berühren Sie die Klienten behutsam, wenn Sie ihnen beim Wechseln der Kleidung helfen.
- Achten Sie bei allen Selbstversorgungsroutinen darauf, dass Sie die Intimsphäre der Klienten respektieren.
- Benutzen Sie Körper- und Mundpflegeprodukte, die die Klienten als angenehm empfinden und bevorzugen (beliebte Geschmacksrichtungen, Düfte und Sorten sowie verschiedene Körperpflegeprodukte, wie Seifen, Puder, Lotionen, Mundwasser und Zahncremes).
- Achten Sie darauf, dass Material, Modell und Passform von Unterwäsche, Kleidung, Socken und Schuhe den Klienten angenehm sind.
- Bieten Sie den Klienten an, sich nach Belieben maniküren, pediküren oder frisieren zu lassen.

6.1.3
Erholung und Schlaf fördern

Für die meisten Menschen ist das Schlafzimmer eine Schutzzone, in der sie Ruhe, Erholung, Stille und Schlaf finden. Wie wir alle wissen, wirkt sich die Qualität des Schlafs positiv auf die Gesundheit und das Wohlbefinden aus. Bei Menschen mit Demenz, besonders im fortgeschrittenen Stadium der Krankheit, wird der Schlaf aus verschiedenen Gründen häufig unterbrochen und es bedarf größerer Anstrengungen, um herauszufinden, welche Strategien ihnen am besten helfen. Sensorische Strategien sind bestens geeignet, Erholung und Schlaf positiv zu beeinflussen.

Da ältere Menschen häufig an verschiedenartigen körperlichen Beschwerden und Schmerzen leiden, sollten Strategien und Möglichkeiten zur Behandlung von Schmerzen und zur Förderung von Erholung und Schlaf weder ignoriert noch bagatellisiert werden. Verschiedene Sitzkissen können zwar das Wundliegen verhindern und helfen, den Körper zu stabilisieren, doch die Qualität der Matratze und der Matratzenauflage ist ausschlaggebend für die Qualität des Schlafs und dafür, wie die Klienten sich in der Nacht körperlich fühlen und wie sie in den nächsten Tag starten. Ein bequemes Kopfkissen und bequeme Bettlaken spielen ebenfalls eine große Rolle. Weitere sensorische Elemente, die die Qualität des Schlafs beeinflussen, sind:

- die Raumtemperatur
- eine Beleuchtung, die den Schlaf nicht stört
- Ruhe im Schlafzimmer und in der Umgebung
- weißes Rauschen, eine Geräuschmaschine oder ein Lüfter
- Aufenthalt im Sonnenlicht, um den zirkcadianen Rhythmus zu unterstützen

- in den Stunden vor der Schlafenszeit auf den Einsatz technischer Geräte verzichten
- bequeme Nachtwäsche (z. B. Passform, Stoffqualität).

Der Schlaf-Wach-Rhythmus spielt im Hinblick auf die Verbesserung der Schlafqualität eine wichtige Rolle. Wecker, die allmählich helleres Licht abstrahlen oder leise Musik spielen, verwandeln das morgendliche Aufwachen in eine angenehme Erfahrung. Klienten, die morgens natürliches Licht genießen und abends beobachten können, wie die Sonne untergeht (Vorsicht bei Klienten, die empfindlich auf Licht und grelle Beleuchtung reagieren), stärken ihren Biorhythmus. Ist der Aufenthalt in natürlichem Licht nicht möglich, hilft eine Lichtbadtherapie, den Biorhythmus zu unterstützen. Die Arbeit mit dem Lichtbad bedeutet für die Anwender jedoch ein zusätzliches Training und eine Unterweisung, damit sie über die Auswirkungen und die Anwendungsmöglichkeiten des Lichtbads informiert sind. Wenn Sie kein Experte aus dem Bereich Medizin oder Rehabilitation sind, sollten Sie sich beraten lassen, um sicherzustellen, dass die Klienten, mit denen Sie arbeiten, von der Lichtbadtherapie tatsächlich profitieren.

Auch die Ernährung hat einen Einfluss auf Erholung und Schlaf. Koffein sollte vier Stunden vor der Schlafenszeit gemieden werden, was bedeutet, dass koffeinhaltige Getränke wie Kaffee, Tee, heiße Schokolade und Cola vier Stunden vor der Einschlafzeit nicht mehr angeboten werden sollten. Kräutertee oder andere Getränke ohne Koffein können wegen ihrer entspannenden Wirkung durchaus angeboten werden. [Hier sei auf die paradoxe Wirkung des Koffeins bei vaskulärer Demenz hingewiesen. Koffein kann bei diesem Personenkreis die Durchblutung fördern und unter Umständen die Einschlaflatenz verkürzen. Anm. d. dt. Hrsg.] Die in vielen Nahrungsmitteln enthaltene Aminosäure Tryptophan kurbelt die Produktion des Botenstoffs Serotonin an. Sie ist unter anderem enthalten in Truthahnfleisch, Eiern, Hühnerfleisch und Nüssen. Mahlzeiten aus Nahrungsmitteln mit diesem Botenstoff haben eine beruhigende Wirkung und erleichtern den Übergang in die Abendstunden. Vor der Schlafenszeit sind leichte Snacks zu empfehlen, von gewürzten oder sehr fetthaltigen Speisen ist dagegen abzuraten.

6.1.4 Rollen und soziale Teilhabe stärken

Es ist wichtig, die Rollen, berufliche Tätigkeit und sozialen Aktivitäten zu ermitteln, die für die Klienten in der Vergangenheit wichtig waren und es immer noch sind, denn sie sind die Grundlage für die Auswahl geeigneter Aktivitäten, Modalitäten und Strategien, die auf die Umgebung abzielen. Konzentrieren Sie sich auf die sensorischen Stimuli, Aktivitäten und Interessen, die diese Rollen, Aufgaben und sozialen Aktivitäten kennzeichnen, an denen die Klienten früher Spaß hatten und die sie immer noch mögen.

Die nachstehend aufgeführten Beispiele für einfache Aktivitäten knüpfen an die frühere berufliche Tätigkeit oder Hobbys der Klienten an und sind für Menschen mit Demenz geeignet (prüfen Sie, ob die Klienten mit kleinen oder scharfen Objekten so umgehen, dass von diesen keine Gefahr ausgeht).

Demenz in den früheren oder mittleren Stadien:

- Aktivitäten, die Ähnlichkeit mit der früheren beruflichen Tätigkeit oder Freizeitgestaltung haben: Gartenarbeit, ins Kino gehen, Freunde und Familienangehörige besuchen, Sport, Kochen und Backen, ein Vogelhaus bauen und die Vögel füttern/beobachten, Spazierengehen, Spiele spielen (Karten, Bingo) usw.
- Puzzles, handwerkliche Arbeiten, Ratespiele, Zeitschriften anschauen, Filme oder Fernsehshows anschauen und Orte besuchen, die einen Bezug zur früheren beruflichen Tätigkeit und zu Hobbys des Klienten haben.
- Fragen Sie die Klienten nach ihrer früheren beruflichen Tätigkeit und Freizeitgestaltung oder lassen Sie sie von ihrer früheren Arbeit berichten und erzählen, womit sie sich gerne beschäftigt haben (je nach Belieben mit oder ohne Unterstützung ihrer Angehörigen).
- Diskutieren Sie über einfache Themen mit Bezug zu sozialen Normen, beruflicher Tätigkeit und Freizeitgestaltung der damaligen Zeit und ziehen einen Vergleich zur heutigen Zeit.

In den **mittleren Stadien der Demenz** interessieren sich die Klienten oft für Aktivitäten wie z. B. Sortieren oder Überprüfen oder für repetitive Aktivitäten, die Ähnlichkeit mit ihrer früheren beruflichen Tätigkeit oder Freizeitgestaltung haben. Nachfolgend sind beispielhaft sinnvolle Tätigkeiten mit sensorischen Elementen aufgeführt:

- Näherin: Schnittmuster, Knöpfe, Stoffarten oder Modelle sortieren
- Zimmermann: kleine, verschiedenartige, ungefährliche Handwerkzeuge sortieren, schmirgeln, Bilder mit Bezug zum Zimmerhandwerk anschauen
- Automechaniker: Autoschlüssel, Bolzen, Dichtungsscheiben oder Schrauben sortieren; Bilder von verschiedenen Autotypen und Motorteilen anschauen
- Schriftsteller: Die Klienten erhalten einen Korb mit Kugelschreibern und Bleistiften, ein Notebook und ein Wörterbuch und werden aufgefordert, etwas zu schreiben.
- Hausfrau: Socken sortieren, Tücher falten, ein Kochbuch durchblättern, ein Album mit Familienfotos anschauen.

6.1.5 Teilnahme an Fitness- und Freizeitaktivitäten fördern

Menschen mit Demenz sollten ungefährliche und angemessene Möglichkeiten der sportlichen Betätigung angeboten werden, damit sie fit bleiben und ihre körperliche Leistungsfähigkeit nicht abnimmt (Chang, Chen, Shen & Chiou, 2011; Lee, Park & Park., 2016; Rolland, Pillard, Klapouszczak, Reynish, Thomas, Andrieu ... Vellas, 2007). Laut einer Studie (Venturellig, Scarsini & Schena, 2011) konnte bei Alzheimer-Patienten eine Verbesserung der Kognition und der Durchführung von Aktivitäten des täglichen Lebens nach einem sechsmonatigen Walking-Programm verzeichnet werden. Eine andere Studie hat ergeben, dass die funktionalen Fähigkeiten von Menschen mit Alzheimer-Krankheit, die an einem von der Gemeinde organisierten Sportprogramm teilnahmen, sich verbesserten (Vreugdenhil, Cannell, Davies & Razay, 2012).

Es ist wissenschaftlich erwiesen, dass Bewegung und sportliche Betätigung Menschen mit Demenz guttun, doch bei der Arbeit mit dieser Klientengruppe sind viele Sicherheitsbelange zu beachten. Da Menschen mit Demenz oft noch andere Krankheiten und Probleme haben, sollten Experten aus den Bereichen Medizin und Rehabilitation gefragt werden, welche Sicherheitsvorkehrungen getroffen werden müssen, wenn diese Klienten an Aktivitäten und Übungen teilnehmen, die mit Bewegung verbunden sind. Spontane Freizeitaktivitäten zu organisieren, die den Klienten Spaß machen, ist eine Möglichkeit, sie zu aktiver Bewegung zu animieren, die ein wichtiger Bestandteil der sensorischen Diät ist (Fenech & Baker, 2008). Die folgenden Aktivitäten werden häufig genutzt, um Menschen mit Demenz zu Bewegung zu animieren:

- Spiele mit Wettkampfcharakter, wie z. B. Ballon-Volleyball, Ringe-Werfen, Minigolf, Bowling
- Gartenarbeit
- Putzen
- im Sitzen auszuführenden Trainings- und Dehnprogramme
- Spazierengehen
- Yoga oder Tai-Chi in abgewandelter Form
- Tanzen
- einen beschwerten Ball oder ein beschwertes Stofftier weiterreichen und das Gewicht schätzen
- Sich-Bewegen und dabei Tücher, Bänder, Pompons oder Papierschlangen schwenken
- Spiele wie z. B. Dame, Schach, Karten, Bingo, Nintendo Wii spielen.

Werden Aktivitäten oder Übungen angeboten, die mit Bewegungen verbunden sind, müssen Sicherheitsvorkehrungen genauso beachtet werden wie die übliche angemessene Quantität und Qualität der Unterstützung und Überwachung. Dies ist wichtig, um Stürze zu verhindern und um auf andere medizinische und sicherheitsrelevante Probleme zu reagieren.

6.2 Individuelle und programmatische Umsetzung

Sensorische Diäten können für individuelle und programmatische Zwecke entwickelt und genutzt werden. Sie können sowohl auf die Routine und die sensorischen Bedürfnisse eines einzelnen Klienten als auch auf die Belange des SMP einer ganzen Gruppe reagieren. Um eine sensorische Diät entwickeln zu können, die auf die Bedürfnisse eines einzelnen Klienten oder einer Gruppe abgestimmt ist, müssen die Tages- und Wochenroutinen genau beobachtet werden. Visuelle Hinweise und Gedächtnishilfen für das Datum, das Wetter, den Tagesablauf und Feiertage vermitteln den Betroffenen das Gefühl, informiert und fähig zu sein, die nächste Aktivität zu antizipieren oder die Absichten des SMP zu verstehen. Um sensorischer Deprivation vorzubeugen, müssen selbst Klienten in den mittleren und fortgeschrittenen Stadien der Demenz geeignete Möglichkeiten angeboten werden, sich an der Programmgestaltung zu beteiligen.

Die sensorischen Angebote gewährleisten, dass Menschen in allen Stadien der Demenz über vielfältige, ungefährliche und angenehme Möglichkeiten verfügen, sich im Rahmen ihrer sensorisch-kognitiven Fähigkeiten an der Tagesroutine zu beteiligen.

6.3 Die Verbreitung der sensorischen Diät

Die konsequente Anwendung der sensorischen Diät eines Klienten wird durch die Dokumentation und Verbreitung der in die Tagesroutine integrierten sensorischen Strategien sichergestellt. Nachfolgend werden verschiedene Möglichkeiten vorgestellt, andere über die sensorische Diät eines Klienten zu informieren:

- Informationen in der Krankenakte des Klienten dokumentieren
- eine Checkliste für den Klienten und die jeweiligen Mitarbeiter der Schicht erstellen
- mithilfe von Bildern oder Wörtern ein visuelles Formular entwickeln
- Informationen in ein Excel-Ablaufdiagramm schreiben
- auf die kognitiven Fähigkeiten abgestimmte Anleitungen für die sensorische Diät entwickeln (Champagne, 2011).

Eine andere Möglichkeit, die gewährleistet, dass die sensorische Diät konsequent eingesetzt wird, besteht darin, alles, was zur Anwendung der sensorisch basierten Strategien benötigt wird, in geordneter Form bereitzustellen. Körbe, Behälter und Organizer sorgen dafür, dass nichts verloren geht oder durcheinandergerät.

Abschließend kann festgehalten werden, dass das Konzept der sensorischen Diät seit seiner Einführung deutlich erweitert wurde. Die sensorische Diät wird, wie das SMP, individuell und programmatisch entwickelt und genutzt. Bei der Arbeit mit Menschen, die Demenz haben, sind Achtsamkeit und Kreativität in puncto Tagesroutine und Integration der sensorisch basierten Strategien gefragt, die den Klienten das Gefühl vermitteln, sicher zu sein und erfolgreich partizipieren zu können. Die sachkundige Anwendung der sensorischen Diät gewährleistet, dass die konsequente Umsetzung der in die Tagesroutine integrierten individualisierten Interventionen die Übergangsphasen für die Klienten angenehmer machen und ihre Lebensqualität verbessern.

7
Veränderungen und Verbesserungen der Umgebung

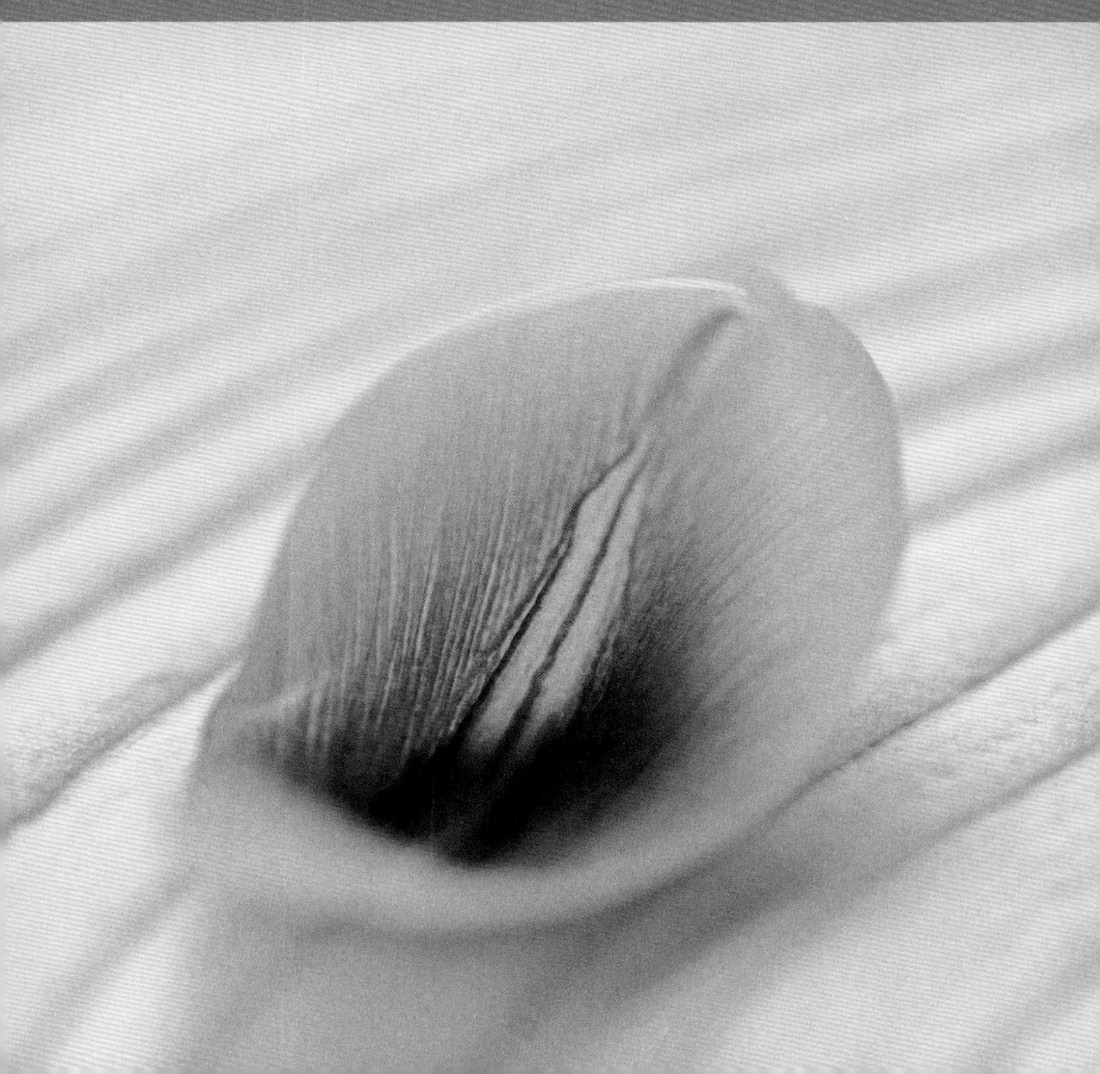

Die Umgebung muss eine Fülle von interessanten Anreizen bieten, die die [Menschen] motivieren, aktiv zu werden und eigene Erfahrungen zu machen.
Maria Montessori

Menschen mit Demenz haben sensorisch basierte Bedürfnisse, die sich von denen anderer Populationen unterscheiden. Um herauszufinden, welche Veränderungen und Verbesserungen hilfreich sind, sollte ein sensorisches Assessment der materiellen Umgebung durchgeführt werden, in der die Menschen mit Demenz leben. Es gibt eine Vielzahl von Ressourcen, etwa Veränderungen der häuslichen Umgebung und angepasste Hilfsmittel, die auf die materiellen Herausforderungen und Bedürfnisse von Menschen reagieren, die einen Schlaganfall hatten, andere traumatische Verletzungen aufweisen, von Demenz betroffen sind oder eine Krankheit erlitten haben. Solche Veränderungen und Hilfsmittel sind zweifellos wichtig, aber woran es mangelt, sind Informationen über die sensorisch basierten Bedürfnisse, die auf die Umgebung abzielen. Dieses Kapitel stellt neben Hilfsmitteln sensorisch basierte Möglichkeiten zu Veränderungen und Verbesserungen der Umgebung vor, die üblicherweise bei Menschen mit Demenz eingesetzt werden.

7.1 Umgebungen, die stärken und die Eigenständigkeit fördern

Die Räume, in denen Menschen mit Demenz sich aufhalten, müssen so ausgestattet sein, dass die Förderung ihrer Eigenständigkeit, Sicherheit, Funktionalität und Stärkung im Vordergrund steht. Aus diesem Grund sind bei der Gestaltung der Räume folgende Aspekte zu berücksichtigen, die sich auf die Klienten und die Umgebung beziehen:

- sicherheitsrelevante Aspekte
- Funktionalität
- Status der kognitiven Fähigkeiten der Nutzer
- Status der sensorischen Verarbeitung der Nutzer
- medizinische und körperliche Belange
- Herausforderungen bzgl. der Partizipation
- kulturelle Belange
- spirituelle Belange.

Bei der Gestaltung von Räumen, die für Menschen mit Demenz gedacht sind, gelten einige Besonderheiten als wichtig und meistens wird beispielhaft auf eine anheimelnde Ausstattung verwiesen. Dazu gehören: sicheres Mobiliar sowie Bilder und andere Gegenstände, die Erinnerungen wachrufen, Neugier wecken und die Aufmerksamkeit auf die Umgebung lenken.

Da bei Menschen mit Demenz die kognitiven Fähigkeiten und die räumliche Orientierung unweigerlich nachlassen, spielt der Raumverteilungsplan bei der Gestaltung der Umgebung eine wichtige Rolle (Marquardt, 2011). Übersichtlich angeordnete Räume innerhalb der Hauptwohnbereiche, die ohne Wegweiser gut zu sehen und zu begehen sind, befähigen die Klienten, sich in dem Bereich unabhängig zu bewegen und zurechtzufinden (Marquardt, 2011).

Funktionalität innerhalb der Bereiche ist genauso wichtig wie die Bereitstellung von Utensilien, die die Klienten entlasten und unterstützen bei Aktivitäten des täglichen Lebens, sozialen und Freizeitaktivitäten, bzgl. ihrer Mobilität und in Situationen, die mit Bewegung verbunden sind (z. B. essen, baden, sich anziehen und umhergehen). Menschen mit Demenz haben neben verschiedenartigen Problemen mit der sensorischen Verarbeitung auch viele körperliche und kognitive Defizite. Um diesen Klienten Räume anzubieten, in denen sie angenehme Erfahrungen machen können, muss unter anderem auf Dinge wie diese geachtet werden: Beleuchtung, adaptive Utensilien, Mobiliar, Raumkonfiguration (Raumverteilungsplan, Anordnung der Möbel, Dekor), Farben (weder zu glänzend noch zu grell), Schalldämpfung und auf verschiedene andere Elemente, die für eine gemütliche Atmosphäre sorgen.

7.2 Anheimelnde Umgebungen

Eine Umgebung ist anheimelnd, wenn sie nicht wie eine öffentliche Einrichtung ausgestattet ist, sondern eine behagliche, angenehme und vertraute Atmosphäre vermittelt (Victoria State Government, 2017). In Krankenhäusern oder anderen Einrichtungen in den Bereichen Medizin, qualifizierte Pflege oder Psychiatrie sorgen folgende Dinge für eine anheimelnde Umgebung:

- eine einladende Atmosphäre
- individualisierte Ansätze
- Förderung wichtiger Beziehungen (z. B. zu Familienangehörigen, Freunden, Geistlichen)
- Klienten in ihrer Muttersprache ansprechen
- kulturelle, religiöse und spirituelle Gewohnheiten berücksichtigen
- Klienten zur Teilnahme an den Aktivitäten des täglichen Lebens ermutigen

- Klienten einen Wohnbereich anbieten, der kleiner ist als der, den sie zu Hause hatten (leichter in Ordnung zu halten und zu durchqueren)
- Innen- und Außenbereiche (z.B. Küche, Speisezimmer, Badezimmer, Gärten) mit Mobiliar ausstatten, das die Klienten von zu Hause kennen
- Schlafzimmer mit persönlichen Dingen ausstatten
- warme Farben
- schalldämpfende Vorhänge, Wandbehänge, Wand- oder Deckenverkleidungen
- uneingeschränkte Bewegungsfreiheit (ineinander übergehende Innen- und Außenbereiche)
- Kontrolle und Entscheidungsfindung nach Möglichkeit den Klienten überlassen
- flexibler Umgang mit Management und Überwachung
- dezente Utensilien und Vorrichtungen
- verschiedenartige sensorisch basierte Aktivitäten und Erlebnismöglichkeiten anbieten
- gepflegte Umgebung (kein Chaos oder herumliegende Dinge).

Neben diesen Vorschlägen zur Schaffung einer anheimelnden Umgebung sind auch folgende Unterstützungsmöglichkeiten und Utensilien zu empfehlen:

- darauf achten, dass alles innerhalb des Gesichtsfeldes der Klienten platziert wird/stattfindet (z.B. Speisen, Aktivitäten, Fernseher)
- Möbel, die bequem sind und Sturzrisiken vorbeugen (Schaukelstühle mit Rollen, die blockieren, sobald der Nutzer steht)
- Schlafzimmertüren mit Namen und persönlichen Dingen (z.B. einem Bild des Klienten und seiner Familie) versehen, damit die Klienten ihren Raum leichter finden
- die Tische im Speisezimmer sollten so hoch sein, dass die Lehnen des Rollstuhls darunter Platz finden
- verschiedenartige Möglichkeiten der Beleuchtung anbieten (Lampen, Abblendschalter, einfach zu bedienende Beleuchtungskörper, natürliches oder Vollspektrumlicht anstatt Leuchtröhren)
- offene Garderobenständer oder Haken für die Kleidung
- angepasste Hilfsmittel (z.B. beschwerte Utensilien, Tassen/Teller, Gehhilfen)
- zweckmäßige Badezimmerausstattung (z.B. erhöhter Toilettensitz, Badewannensitzbank, Handbrause, Haltegriff, Antirutschmatte oder Antirutschaufkleber in der Dusche/Badewanne)
- adaptive Badewanne (eingebaute Sitzbank, mehrere Wasserstrahler und Seiteneinstieg, um Stürzen vorzubeugen)
- Heizstrahler im Badezimmer
- Deckenwärmer

- bequeme Dinge zur Stabilisierung der Position (Stützkissen, Stuhlauflagen)
- Bettzeug und Matratzen, die individuelle Präferenzen berücksichtigen
- kleine Gegenstände entfernen, die verschluckt werden oder Stürze verursachen können.

Obwohl sich die sensorisch basierten Muster von Menschen mit Demenz gleichen, reagiert jeder Klient auf individuelle Weise. Ein Beispiel: Die meisten Klienten haben es nicht gerne, wenn grelles Sonnenlicht direkt durch die Fenster (ohne Vorhänge oder Rollläden) in den Raum scheint, während andere den Blick aus dem Fenster genießen oder gerne nach draußen gehen und sich dem natürlichen Licht aussetzen. Unterschiedliche Bedürfnisse in der sensorischen Verarbeitung machen es schwierig, Umgebungen zu gestalten oder zu verändern, in denen sich mehr als eine Person aufhält; dennoch ist es wichtig, darauf zu achten, dass das Verhältnis zwischen Überstimulation und sensorischer Deprivation in räumlichen Umgebungen ausgewogen ist. Bei der Konstruktion von Räumen und Utensilien ist Flexibilität gefragt, um die Umgebung an die unterschiedlichen Bedürfnisse anpassen zu können. Die Klienten fühlen sich häufig von Geräuschen wie diesen überfordert: Unterhaltungen zwischen mehreren Personen, überfüllte Bereiche, Aufruhr, lautes Singen, Beifall-Klatschen und laut eingestellte Fernseher. Klienten, die schlecht hören, sind dagegen auf eine höhere Lautstärke angewiesen, um überhaupt etwas verstehen zu können. Dies ist nur ein Beispiel, das zeigen soll, warum es wichtig ist, Umgebungen zu schaffen, die veränderbar sind und an die sich wandelnden Bedürfnisse einer Klientenpopulation angepasst werden können. Überstimulation und sensorische Deprivation haben negative Auswirkungen auf die kognitiven Fähigkeiten, den allgemeinen Gesundheitszustand, die Lebensqualität und das Verhalten von Menschen mit Demenz.

Viele Organisationen, die Dienstleistungen für Menschen mit Demenz anbieten, bemühen sich sehr um eine wohnliche Gestaltung der Wohnbereiche und stellen außerdem Räume zur Verfügung, die für andere Aktivitäten genutzt werden können (z.B. Aktivitäts- und Sportgruppen, größere Veranstaltungen, künstlerische und handwerkliche Aktivitäten, Gartenarbeiten). Zusätzliche sensorische Verbesserungen, wie z.B. Aquarien, steigern das Wohlbefinden von Klienten und Mitarbeitern gleichermaßen (Edwards, Beck & Lim, 2014). Neben anheimelnden Wohnbereichen wurde es in den vergangenen 60 Jahren in qualifizierten Pflegeeinrichtungen allgemein üblich, Menschen mit Demenz „Sinn- und Fühlräume“ (sensory rooms) zur Verfügung zu stellen.

7.3 Sinn- und Fühlräume

Sinn- und Fühlräume bieten Menschen mit Demenz die Möglichkeit, ohne Risiko eine Fülle von sensorischen Erfahrungen zu machen. Der Begriff sensorischer Raum ist ein Oberbegriff, der für verschiedene Unterarten steht. In der Literatur werden aktuell am häufigsten sensory modulation rooms (Räume für sensorische Modulation), sensory integration rooms (Räume für sensorische Integration), Snoezelen® oder multisensory environments (multisensorische Umgebungen) diskutiert (Champagne, 2011) und manchmal kommt auch eine Kombination aus den verschiedenen Unterarten zum Einsatz. Bis vor kurzem wurden multisensorische Umgebungen (auf der Basis von Snoezelen®) in qualifizierten Pflegeeinrichtungen oder anderen Langzeitpflege-Settings für Menschen mit Demenz am häufigsten genutzt.

7.3.1 Multisensorische Umgebungen

Multisensorische Umgebungen sind künstliche Umgebungen, die speziell für unterschiedliche Populationen, inklusive Menschen mit Demenz, entwickelt und eingesetzt werden. Die ersten multisensorischen Umgebungen wurden in den 1970er-Jahren am De Hartenberg Centre in den Niederlanden entwickelt und ursprünglich als Snoezelen®-Räume bezeichnet (Hulsegge & Verheul, 1986). Der Ausdruck Snoezelen® ist von dem niederländischen Wort „snufflin“ abgeleitet, was so viel heißt wie riechen und dösen (Hulsegge & Verheul, 1986). Die Gestaltung dieser Räume war in hohem Maße von der Disco-Ära beeinflusst und einige der in dieser Zeit entwickelten Technologien werden auch heute noch benutzt. Das Wort Snoezelen® wurde ausgewählt, weil die sensorischen Räume zunächst darauf abzielten, für Menschen mit fortgeschrittener und schwerer Demenz und Menschen mit geistigen und entwicklungsbedingten Störungen eine sichere therapeutische Umgebung mit speziell auf sie abgestimmten, sensorisch vielfältigen Möglichkeiten zu schaffen (Hulsegge & Verheul, 1986). Nachfolgend sind einige Beispiele für Dinge aufgeführt, die in multisensorischen Umgebungen angeboten werden: Verschiedenartige Sitzgelegenheiten (große Sessel mit verstellbarer Rückenlehne, Stühle und verschiedenartige Rüttelmatten), Lichtquellen (Projektoren, verschiedenfarbige Beleuchtungen) und interaktive Schalter, um die im Raum befindlichen Gegenstände bedienen zu können. Menschen mit schweren und unklaren Diagnosen haben häufig Probleme mit der Kognition, sensorischer Verarbeitung, Selbstregulierung und Partizipation an Aktivitäten des täglichen Lebens und sind von der Intensität der in natürlichen Umgebungen vorkommenden Stimulation schnell überfordert. Diese Gründe gaben

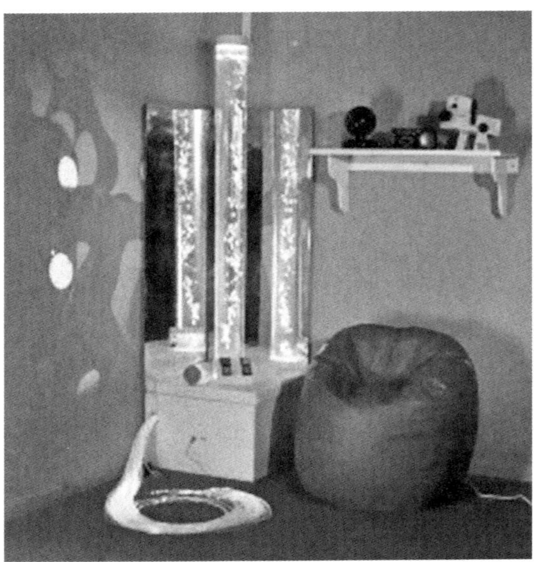

Abbildung 7-1: Gegenstände, die in multisensorischen Umgebungen zu finden sind

den Ausschlag für die Entwicklung von Snoezelen®: Man wollte die Möglichkeit haben, Quantität und Qualität der von den einzelnen Gegenständen ausgehenden Stimulation effizient zu kontrollieren und zu variieren und interaktive, auf die Bedürfnisse des Klienten abgestimmte Optionen anzubieten (Hulsegge & Verheul, 1986). Nach einigen Jahren wurde der Begriff Snoezelen® zum geschützten Warenzeichen und die Räume fortan multisensorische Umgebungen genannt. **Abbildung 7-1** zeigt Gegenstände, die in multisensorischen Umgebungen häufig zu finden sind.

Zu den Gegenständen, mit denen multisensorische Umgebungen typischerweise ausgestattet sind, gehören:

- Lavalampen (mit oder ohne interaktive Schalter, verschiedenfarbige Beleuchtungen, in einer Lavalampe schwimmende Plastikfische)
- Gegenstände aus Fiberoptik
- verschiedenartige Sitzgelegenheiten (Rüttelmatten/-stühle, große, hängemattenähnliche Stühle, die stützen, Sitzsäcke, Wasserbetten/-stühle)
- Stereoanlage
- Gegenstände, die für eine Aromatherapie gebraucht werden
- in Stofftiere oder Bedienelemente integrierte interaktive Schalter
- Projektoren, die feststehende oder wechselnde bunte Muster oder Bilder an die Wand werfen (**Abb. 7-2**).

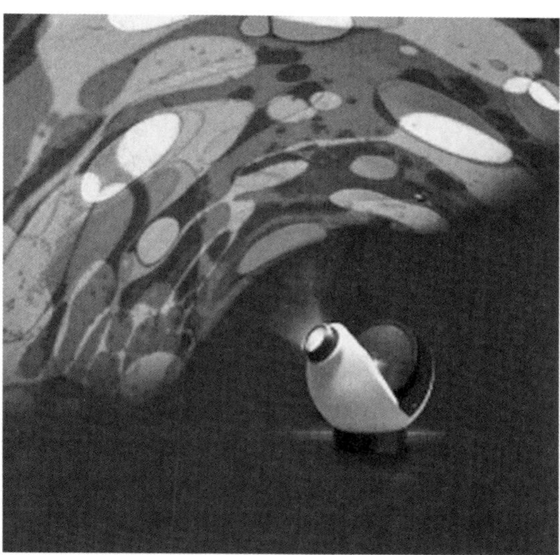

Abbildung 7-2: Projektor für Lichtprojektionen

Die Ausstattung muss sicher und funktional sein und die Möglichkeit bieten, die Quantität und Qualität der sensorischen Stimulation beliebig zu regulieren.

Die Intensivierung der Stimulation, die nötig ist, um den Zielen, Bedürfnissen und Präferenzen des Klienten gerecht zu werden, kann auf unterschiedliche Art und Weise erfolgen: mehrere Geräte gleichzeitig einschalten, die Lautstärke erhöhen, das Licht heller machen, Gegenstände mit verschiedenen Applikationen an die Wand hängen (**Abb. 7-3**) und mehr Möglichkeiten für aktive Partizipation anbieten.

Umgekehrt werden zur Reduzierung der Stimulation einige Geräte ausgeschaltet, das Licht wird heruntergedimmt, die Lautstärke verringert, immer nur ein Gerät eingeschaltet, das Tempo insgesamt verlangsamt und es werden unkomplizierte Aktivitäten angeboten. Die Quantität und Qualität der Stimulation richten sich nach den sensorischen Vorlieben und therapeutischen Zielen des Klienten, inklusive Quantität und Qualität der von ihm bevorzugten Stimulation. In den Anfangsjahren von Snoezelen® bestanden die Ziele in der Regel darin, den Klienten Folgendes anzubieten:

- Auswahl und Kontrolle der Stimuli in der Umgebung
- Erkundung der Umgebung und Interaktion mit ihr
- Möglichkeiten der Entspannung
- Freizeitgestaltung und soziale Partizipation.

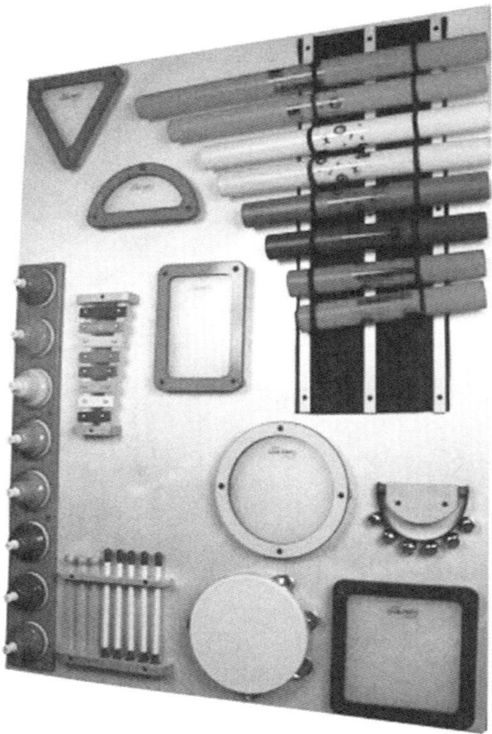

Abbildung 7-3: Wand mit Musikinstrumenten

Inzwischen werden multisensorische Umgebungen immer häufiger genutzt und die genannten Ziele haben nach wie vor einen hohen Stellenwert, doch an erster Stelle steht Individualisierung! Heute kommen die multisensorischen Umgebungen auch bei unterschiedlichen Klientengruppen mit verschiedenartigen Bedürfnissen und Zielen zum Einsatz. Es folgen Beispiele für Populationen und Settings, in denen multisensorische Umgebungen aktuell angeboten werden:

- Schulkinder mit Lern- und entwicklungsbedingten Schwierigkeiten
- Veteranen, die in Langzeitpflegeeinrichtungen leben
- Menschen, die kurz- oder langfristig in psychiatrischen Einrichtungen untergebracht sind
- Menschen mit geistigen oder entwicklungsbedingten Behinderungen, die an gemeindenahen, demenzfreundlichen Tagesprogrammen teilnehmen
- Menschen verschiedenen Alters und mit unterschiedlichen Fähigkeiten, die zu Hause leben
- Ältere Menschen (mit und ohne Demenz), die in Pflegeeinrichtungen leben.

Wie sich Snoezelen® und multisensorische Umgebungen auf Menschen mit Demenz und andere Populationen auswirken, wurde in zahlreichen Studien untersucht. Neuere Studien, die den Einsatz multisensorischer Umgebungen bei Menschen mit Demenz untersucht haben, berichten von positiven Ergebnissen (Baker, Bell, Baker, Halloway, Pearce, Dowling & Wareing, 2003, 2010; Bera, 2008; Chung, Lai, Chung & French, 2002; Cox, Burns & Savage, 2004; Hope, 1997; Hope & Waterman, 1998; Maseda, Sanchéz, Marante, Gonzalés-Abraldes, Buján & Millán-Calenti, 2014a, 2014b; Milev, Kellar, McLean, Mileva, Thompson & Peever, 2008; Riley-Doucet, 2009; Sánchez, Millan-Calenti, Lorenzo-Lopez & Maseda, 2013; van Weert, Kerkstra, van Dulmen, Bensing, Peter & Ribbe, 2004):

- körperliche Ebene: Balance, Herzfrequenz und Sauerstoffkonzentration haben sich verbessert.
- Agitiertheit: Agitiertheit, Unruhe, Umherwandern und aggressives Verhalten haben nachgelassen.
- Stimmung: Die Klienten fühlen sich wohler, sind weniger gelangweilt und negativ und leiden weniger unter Depressionen und Stress.
- Kognition: Verbesserungen in den Bereichen Kognition sowie effizientes und umsichtiges Verhalten.
- Kommunikation: Die Sprache der Klienten hat sich verbessert, sie sprechen öfter in vollständigen Sätzen und können besser mit anderen umgehen.
- Partizipation: mehr Teilnahme an Aktivitäten des täglichen Lebens und mehr Interaktionen während der Aktivitäten.

Abbildung 7-4 zeigt zwei Frauen während einer Interaktion in einer multisensorischen Umgebung.

7.3.2 Räume für sensorische Integration

Neben den multisensorischen Umgebungen gibt es Räume für sensorische Integration. Ein Raum für sensorische Integration ist ein therapeutischer Ort, der von Rehabilitationsexperten mit Spezialausbildung in ASI® nach dem Vorbild von Ayres Sensory Integration (ASI®) entwickelt und genutzt wird (Parham et al., 2011). Diese Räume sind ausgestattet mit Matten sowie aufgehängten Klettergeräten und Geräten anderer Art. Die Ausstattung zielt darauf ab, im Rahmen von Spiel, Freizeit- und gemeinschaftlichen Aktivitäten die aktive Bewegung, Selbstwahrnehmung und Partizipation zu fördern (z.B. mit Trainingsbällen, Schaukeln, Klettergerüsten, „Bällchenbad“). ASI® wird für bestimmte Assessments und therapeutische Zwecke genutzt und sollte von Betreuungspersonen und Gesundheitsfachleuten

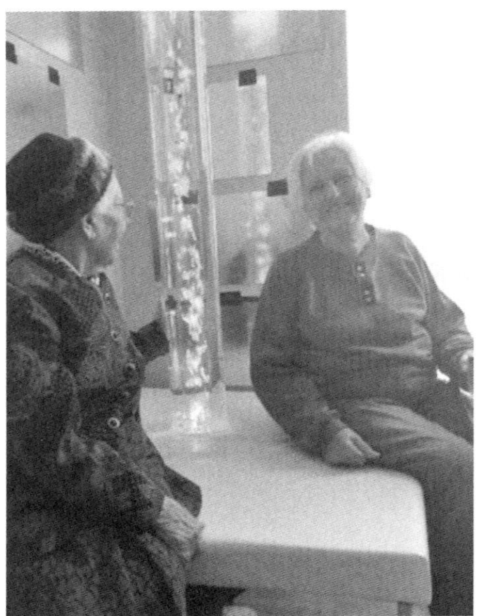

Abbildung 7-4: Interaktion in einer multisensorischen Umgebung

ohne praktische Erfahrungen mit diesem Ansatz nicht angewendet werden. In der Regel nutzen Rehabilitationsexperten und Therapieberufe (Beschäftigungstherapeuten, Physiotherapeuten, Logopäden und Sprachheilpädagogen) ASI® im Rahmen ihrer therapeutischen Arbeit. Sie nutzen ASI® bei Menschen aller Altersgruppen, die aufgrund ihrer Probleme mit der sensorischen Integration nicht in der Lage sind, Rollen, Routinen und Aktivitäten des täglichen Lebens (ADL) auszuüben.

7.3.3 Räume für sensorische Modulation

Räume für sensorische Modulation (SMRs) werden von Gesundheitsfachleuten aus unterschiedlichen Disziplinen, Betreuungspersonen und Klienten genutzt, die bereits über die Themen „Theorie der sensorischen Modulation", „Unterstützung der Neurowissenschaft" und „Techniken" aufgeklärt wurden (Champagne, 2011). Die Aufklärung ist nötig, um zu gewährleisten, dass die Arbeit mit diesen Ansätzen sicher, sachkundig und verantwortungsvoll ist. Die Ausstattung der Räume für sensorische Modulation orientiert sich an einem bestimmten Thema oder sie vermittelt eine gemütliche Atmosphäre mit altersangemessenem Mobiliar und therapeutischen Angeboten, die helfen sollen, die therapeutischen Ziele der Klienten zu realisieren. Die Räume werden häufig genutzt, um den Klienten ein Gefühl von Sicherheit, Wohlbefinden und Selbstregulierung zu vermitteln, sie zu Kooperation, Freizeit- und sozialen Aktivitäten zu animieren. Zudem sollen die Räume dazu motivieren, therapeutische Aktivitäten und therapeutische Geräte zu nutzen, die geeignet sind für die mit der sensorischen Verarbeitung zusammenhängenden Defizite und Ziele.

Sensorische Modulation ist, wie in **Kapitel 2** erwähnt, die regulierende Komponente der sensorischen Verarbeitung. Dekor, Mobiliar und Objekte in diesen Räumen dienen dazu, die Klienten zu beruhigen, anzuregen, zu trösten und zu stärken. Da Räume für sensorische Modulation in unterschiedlichen Settings entwickelt und genutzt werden, müssen die Durchführungsbestimmungen und Sicherheitsbelange der einzelnen Settings bei der Gestaltung der Räume berücksichtigt werden. Da die Sicherheitsbelange von Organisation zu Organisation verschieden sind, ist es ratsam, bei der Gestaltung der Räume mit der Leitung der jeweiligen Organisation zusammenzuarbeiten, um die Einhaltung sämtlicher Richtlinien, Arbeitsanleitungen und Sicherheitsbelange zu gewährleisten.

In einem SMR für Heranwachsende, Erwachsene oder ältere Menschen befinden sich in der Regel Möbel und Geräte wie diese:

- verschiedenartige Sitzgelegenheiten (Schaukelstuhl [**Abb. 7-5**], Schaukelstuhl mit Rollen, große Sitzsäcke, Sessel mit verstellbarer Rückenlehne, Massagestühle, bequeme Sofas)
- abschließbarer Schrank oder Wandschrank
- Projektoren
- Aquarium, Wasserfall oder Lavalampe
- Aquarium
- Stereoanlage
- Musikinstrumente
- Geräuschmaschine
- Wandschmuck (Bilder, taktile Wandbehänge, Wanddekor)
- Teppiche
- Fensterschmuck
- Dimmschalter
- Mobiles
- Utensilien für künstlerische Arbeiten
- Bücher, Zeitschriften, Selbsthilfebücher
- Bücherregal, das für Ordnung sorgt
- beschwerte Modalitäten (Schoßkissen, Puppen, Stofftiere)
- mit Gel gefüllte Schoßkissen (mit oder ohne Inhalt; **Abb. 7-6**)

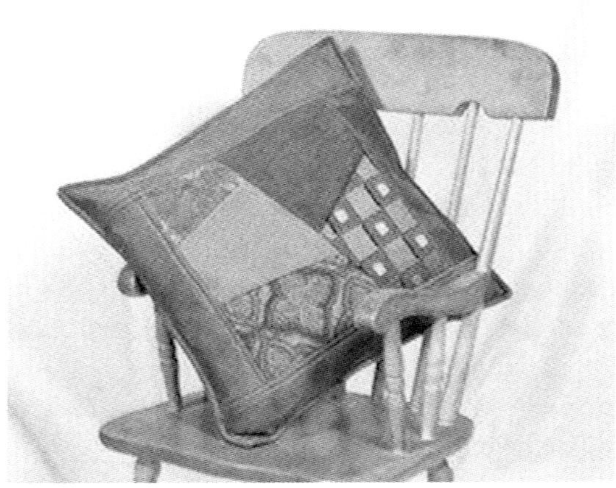

Abbildung 7-5: Schaukelstuhl und Kissen mit verschiedenartigen taktilen Stoffen

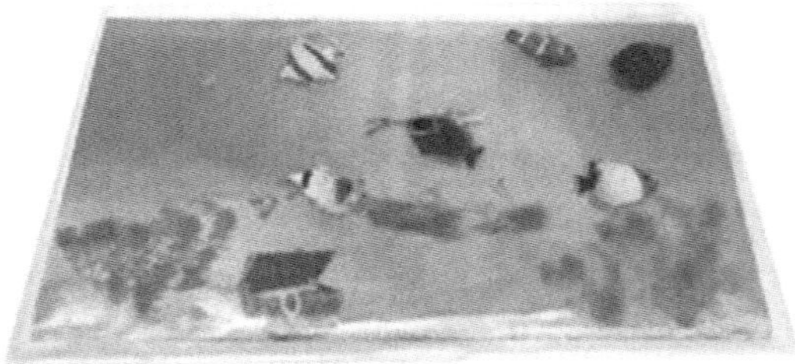

Abbildung 7-6: Mit Gel gefülltes Schoßkissen

- Behälter, beschriftet mit dem sensorischen System, das dem jeweiligen Inhalt entspricht
- Behälter mit der Aufschrift „benutztes Material", in den benutzte Utensilien gelegt werden, die gereinigt werden müssen.

Im Unterschied zu anderen sensorischen Räumen wird vorgeschlagen, jedem SMR einen Namen zu geben, der einen Bezug zu seinem Thema oder zu seinem/seinen Ziel(en) hat, z.B. Ruheraum, Zen-Raum, Chill- oder Abhängraum, Oase, Wohlfühlraum usw. (Champagne, 2006, 2011). SMRs wurden ursprünglich entwickelt, um Menschen in psychiatrischer Behandlung eine sensorisch geeignete Rückzugsmöglichkeit anzubieten. Heute kommen SMRs in ganz unterschiedlichen Settings zum Einsatz:

- qualifizierte Pflegeeinrichtungen
- Schulen
- stationäre psychiatrische Akuteinheiten
- Notaufnahmen in Krankenhäusern
- Langzeitpflegeeinrichtungen
- Veteranen-Krankenhäuser
- teilstationäre Einrichtungen
- gemeindenahe Programme
- forensische Settings
- häusliche Umgebung
- Ambulanzen
- Aufenthaltsräume für Mitarbeiter.

SMRs werden vielfach genutzt, um neben anderen folgende Ziele zu realisieren: Sicherheit, Entspannung und Wohlgefühl vermitteln, Selbstbesänftigung, Ablenkung und Selbstregulierung ermöglichen, Freizeitgestaltung oder soziale Partizipation fördern, sensorische Integration und Verarbeitung stärken, achtsamkeitsbasierte Praxis und diverse therapeutische Ansätze anwenden, die den Genesungsprozesses unterstützen.

Ebenfalls wichtig sind sensorisch sinnvolle Verbesserungen im ganzen Setting, die durch die Schaffung sicherer, sensorisch sinnvoller Möglichkeiten in jedem Bereich realisiert werden können, beispielsweise während der Durchführung von Renovierungsarbeiten in den einzelnen Bereichen und im Zuge der Planung einzelner Bauprojekte. Die beständige Suche nach Möglichkeiten, sämtliche Bereiche eines Settings sensorisch zu verbessern und zu verändern, ist Teil eines internationalen Kulturwandels, der darauf abzielt, mehr Pflegeumgebungen zu schaffen, die eine anregende und heilende Wirkung haben.

[„Wer in einer Welt leben muss, die nur von anderen dekoriert wird, kann diese Welt nicht als seine Welt akzeptieren.“ Dieses Zitat von Fröhlich (2016) macht auf die Gefahr gestalteter Räume aufmerksam. Im Konzept der Basalen Stimulation werden solche Räume durchaus kritisch gewürdigt, weil sie aus personellen Gründen gerne als Ersatz für menschlichen Kontakt eingesetzt werden. Die „sensorischen Strategien“ dieser Räume zerreißen die Alltagswirklichkeit und helfen wenig, die gemachten Erfahrungen in den eigenen Alltag einzubinden. Insofern brauchen derartige Räume stets den direkten Kontakt, Begleitung und die unmittelbare Begegnung mit einer dauerhaft anwesenden betreuenden Person. Anm. d. dt. Hrsg.]

7.4 Sensorische Wagen

Sensorische Wagen sorgen dafür, dass das Angebot der sensorischen Räume mobil wird! Die Wagen helfen, Ordnung in die sensorischen Strategien zu bringen und sie in die Räume der Klienten, zu Gruppensitzungen, in Tagesräume, Büros, sensorische Räume etc. mitzunehmen. Sensorische Wagen können mit Dingen verschiedener Art gefüllt werden:

- mit Dingen, die Bezug zu einem bestimmten Thema haben: z. B. zu den Themen Schlaf, Selbstversorgung, Gartenarbeit, sensorische Modulation oder Aktivitäten
- Mehrzweckwagen enthalten verschiedenartige Gebrauchsgegenstände, die den Klienten den sicheren Umgang damit näherbringen sollen [z. B. Actiboy; sonnweid.ch. Anm. d. dt. Hrsg.].
- Wagen zum Thema Snoezelen®/multisensorische Umgebungen, in dem sich ein Projektor, Faseroptik-Spray und ein Seifenblasenrohr befindet
- Demenzstadienwagen enthalten in zwei voneinander getrennten Bereichen Gegenstände für Klienten in den mittleren Stadien der Demenz und Gegenstände für Klienten in den fortgeschrittenen Stadien der Demenz.
- abschließbare Wagen mit Gegenständen, bei denen sicherheitsrelevante Aspekte zu beachten sind oder deren Benutzung strikter Überwachung bedarf.

In den meisten Krankenhäusern, in medizinischen und forensischen Einrichtungen sowie in qualifizierten Pflegeeinrichtungen werden für multisensorische Umgebungen, für Räume für sensorische Modulation und für sensorische Wagen Richtlinien und Arbeitsanleitungen entwickelt. Diese Leitfäden gewährleisten eine sichere und sachkundige Nutzung und Instandhaltung.

7.5 Sensorische Kästen

Bei der Arbeit mit Menschen, die Demenz haben, ist ein sensorischer Kasten mit Dingen, die auf die sensorischen Bedürfnisse, Vorlieben und therapeutischen Ziele der Klienten abgestimmt sind, oft sehr nützlich (Champagne, 2011). Ähnlich wie die sensorischen Wagen sind sensorische Kästen ein übersichtlicher Aufbewahrungsort für die Lieblingsobjekte der Klienten, auf die sie jederzeit und überall zugreifen können. Als sensorische Kästen kommen verschiedenartige Behältnisse wie Schachteln, Plastikbehälter, große Geldbeutel, Strandtaschen oder Rollkoffer infrage – alles, was geeignet ist und problemlos gereinigt oder ersetzt werden kann. Sensorische Kästen bieten Mitarbeitern und Angehörigen die Möglichkeit, Dinge, die dem Klienten helfen, immer griffbereit zu haben. Klienten und Familienangehörige sollten nach Möglichkeit bei der Zusammenstellung des sensorischen Kastens helfen und entscheiden, welche Lieblingsgegenstände in den Kasten sollen.

Ebenso nützlich wie die individualisierten sensorischen Kästen sind auch sensorische Kästen, die der programmatischen Anwendung dienen und in entsprechenden Situationen zum Einsatz kommen (wenn Klienten Gruppen verlassen, unbeschäftigt sind, dringend eine Aktivität oder bestimmte Art von Stimulation brauchen).

Wie sensorische Wagen können auch sensorische Kästen Bezug zu einem Thema haben. Hier einige Beispiele:

- Natur: Bilder, die Szenen aus der Natur zeigen, Behälter mit diversen Dingen aus der Natur (Kiefernzapfen, Rosmarinzweig, Schalen, Vogelfutter), Zeitschriften, die sich mit dem Thema Natur oder Gartenarbeit befassen
- Urlaub oder Jahreszeiten: zum Thema passende Bilder oder Zeitschriften, dekorative Gegenstände aus verschiedenen Urlauben oder Jahreszeiten, zur Jahreszeit passende Musik-CDs, Urlaubsrezepte, zum Thema passende Malbücher oder einfache Kunstwerke
- Erinnerungsstücke: persönliche Dinge mit Bezug zum Leben des Klienten (Beruf, Familie, Freizeit, persönliche Dinge, deren Verlust kein Problem darstellt)
- Sport: Baseball-Karten [das Thema „Fußball“ würde eher unserem Kulturkreis entsprechen. Anm. d. dt. Hrsg.]
- oder Karten von anderen Sportarten, Bilder von berühmten Sportlern, verschiedenartigen Sportgeräten, Videos oder Aufzeichnungen von sportlichen Ereignissen, Trivialliteratur mit Bezug zum Sport
- Erinnerungen: Gegenstände, Trivialliteratur, Bilder oder Videos aus der Zeit, als die Klienten jung waren
- Körperpflege: Gegenstände, die der Klient bevorzugt, z.B. Parfümstift, Spezialbürste, Säckchen mit getrockneten Lieblingskräutern, bevorzugtes Massagegerät, Lieblingslotion, Tagebuch, CDs mit bevorzugter Entspannungsmusik
- Tierpflege: Bilder von Tieren, Dinge für die Pflege von Tieren, Zeitschriften und Videos über Katzen, Hunde, Vögel etc.
- Beruf: ungefährliche Werkzeuge, Bilder, Videos, Bücher, Zeitschriften mit Bezug zu verschiedenen Berufen (Zimmermann, Mechaniker, Pflegeperson, Hausfrau)
- Religion: religiöse Bücher, Rosenkranz, Hymnen, andere Dinge mit Bezug zur Religion, Aufzeichnungen oder Videos zum Thema Religion
- Puppenpflege: Puppe, Puppenkleidung, Möbel, Stoffwindel, Flasche und andere Dinge mit Bezug zu diesem Bereich
- Werkzeuge: verschiedenartige Werkzeuge, die der Klient ausprobieren kann, ohne sich zu gefährden

- Dinge zum Sortieren: Gegenstände von einer Größe, die der Klient sortieren kann, ohne sich zu gefährden, z. B. sehr große Knöpfe, Socken, Stoffe in verschiedenen Größen oder Formen, Garnfäden, Baseball- und Spielkarten [Jass, Skat etc. Anm. d. dt. Hrsg.], Waschlappen, große Kugeln. Es muss ausgeschlossen sein, dass die Gegenstände von Klienten, die Dinge in den Mund stecken, verschluckt werden, was in den mittleren bis fortgeschrittenen Stadien der Demenz häufig vorkommt.

Bei der Zusammenstellung sensorischer Kästen lautet das oberste Gebot, kreativ zu sein und nur Dinge anzubieten, die die Klienten benutzen können, ohne sich zu gefährden. Ein Beispiel: Wenn kleine Dinge für einen Klienten gefährlich sind (weil er sie essen könnte), müssen ihm große angeboten werden. Es gehören keine Dinge in den Kasten, deren Verlust aus dem einen oder anderen Grund problematisch wäre (etwa, weil sie teuer oder unersetzlich sind, wie z. B. Schmuck). Voraussetzungen für den erfolgreichen Einsatz sind Sicherheit und Überwachung beim Umgang mit dem sensorischen Kasten und seinem Inhalt, damit die Klienten sich nicht verletzen, überstimuliert werden oder sich langweilen. Der Kasten ist an einem besonderen Ort aufzubewahren, wo er von dem Klienten problemlos erreicht und benutzt werden kann.

7.6 Sensorische Gärten

Sensorische Gärten bieten sich ebenfalls für die sensorische Modulation an, weil ihre natürliche Umgebung für therapeutische Zwecke genutzt werden kann. Sensorische Gärten können im Freien angelegt werden, aber es ist auch möglich, Pflanzen aus der natürlichen Umgebung (Kräuter, Gemüse oder Blumen) im Innenbereich zu kultivieren. Dabei müssen die Ideen und Präferenzen des Klienten in den Planungsprozess für den sensorischen Garten einbezogen werden. Verzichten Sie auf Pflanzen oder andere Dinge, die, weil sie beispielsweise allergische Reaktionen auslösen, dem Nutzer schaden können. Der Klient sollte nach Möglichkeit, ohne sich zu gefährden, aktiv in alle Stadien der Entwicklung des sensorischen Gartens einbezogen werden.

Was unterscheidet sensorische Gärten von normalen Gärten? Sensorische Gärten werden entwickelt und genutzt, um den Klienten eine Vielzahl sensorischer Möglichkeiten anbieten zu können, was bedeutet, dass diese Gärten zusätzlich mit Gegenständen, Elementen und Möbelstücken ausgestattet werden, die die einzelnen Sinne ansprechen. Nachfolgend werden, nach sensorischen Systemen geordnet, Beispiele für Gegenstände und Utensilien aufgeführt, mit denen ein sensorischer Garten ausgestattet werden kann:

- für die Ohren: Pflanzen, die im Wind Geräusche machen (Bambus, hohe Gräser), Windspiele, Wasserfälle, Brunnen, Teiche, Pflanzen und Gartenelemente, die Wildtiere anlocken, die für die Klientenpopulation keine Gefahr darstellen (Vögel, Schmetterlinge, Kolibris), für den Außenbereich geeignete Instrumente, Musik
- für die Nase: wohlriechende Pflanzen und Kräuter (z.B. Minze, Rosmarin, Basilikum, Salbei, Lavendel, spanischer Flieder, Storchenschnabel, Rosen). Die Pflanzen müssen gut verteilt werden, damit die Klienten von den Düften nicht überfordert werden, aber die einzelnen Düfte der frei zugänglichen Pflanzen besser wahrnehmen können. Pflanzen, die nicht gegessen werden dürfen, weil sie giftig sind, müssen außer Reichweite der Klienten angepflanzt werden.
- für die Augen: Pflanzen in verschiedenartigen Farben und Strukturen (Blätter, Blüten, Rinden), die Schmetterlinge und Kolibris anlocken, erfreuen sich großer Beliebtheit. Zu den Dingen, die den Gesichtssinn ansprechen, gehören Futterhäuschen für Vögel, Skulpturen, Brunnen oder Teiche. Zusätzlich sollten schattige und sonnige Plätze sowie verschiedenartige Sitzgelegenheiten vorhanden sein.
- für den Geschmackssinn: Essbare Pflanzen (Früchte, Kräuter, Minze, Gewürzstrauch), Springbrunnen
- für den Tastsinn: Pflanzen, die sich unterschiedlich anfühlen (Wollziest, Moos, Rohrkolben, Farne). Dinge für den Garten, die Interaktionen fördern (Instrumente, ungefährliche Pflanzen und zugängliche Wasserspiele), ungefährliche Gartengeräte, Bereiche, die zur Bearbeitung von Boden/Pflanzen geeignet sind sowie Geräte, die den Klienten ermöglichen, beim Wässern der Pflanzen zu helfen.
- Förderung der Bewegung: Wege, auf denen die Klienten spazieren gehen können, ohne sich Gefahren auszusetzen und die für Rollstühle geeignet sind. Wege, die kreisförmig oder in Form einer Acht angelegt sind, verhindern, dass die Klienten in Bereiche gelangen, die gefährlich oder zu weit entfernt sind. Dinge, die die Interaktion fördern, z.B. ein Labyrinth, für den Außenbereich geeignete Instrumente, verschiedenartige Sitzgelegenheiten wie Hollywoodschaukel, Liege-/Kippstühle oder Schaukeln (sofern sie keine Gefahr für die Klientengruppe darstellen).

Hinweis

Halten Sie sich bei allen Gartennutzern an die sicherheitsrelevanten Aspekte und achten Sie auf Allergien und gesundheitliche Probleme. Meiden Sie giftige, stachelige und dornige Pflanzen und behalten Sie alles genau im Auge, wenn Sie sensorische Gärten und die darin enthaltenen Elemente nutzen.

Viele Studien bestätigen, dass Gartenarbeiten im Innen- und Außenbereich und andere Aktivitäten im Freien sich positiv auf Menschen mit Demenz auswirken (Calkins, Szmerekovsky & Biddle, 2007; Connell, Sanford & Lewis, 2007; Detweiler & Warf, 2005; Gigliotti & Jarrott, 2005; Gonzalez & Kirkevold, 2014; Grant & Wineman, 2007; Hernandez, 2007; Jarrott & Gigliotti, 2010; Lee & Kim, 2008; Murphy, Miyazaki, Detweiler & Kim, 2010). [Sehr hilfreich in diesem Zusammenhang sind „unterfahrbare Hochbeete", die auch für Rollstuhlfahrer einen Zugang zum Beet ermöglichen. Anm. d. dt. Hrsg.]

Zusammenfassend lässt sich festhalten, dass es eine der wichtigsten Komponenten des SMP darstellt, Verbesserungen und Veränderungen für die materielle Umgebung anzustreben. Die Quantität und Qualität der Stimuli in materiellen Umgebungen wird gezielt genutzt, um das Sicherheitsgefühl und die Funktionsfähigkeit der Klienten zu verbessern und ihre Gesundheit und Lebensqualität so lange wie möglich zu erhalten. Für den Einsatz in der häuslichen Umgebung und in verschiedenen Settings stehen unterschiedliche Möglichkeiten zur Verfügung. Von den in diesem Kapitel präsentierten Beispielen kommen einige bei Menschen mit Demenz häufig zum Einsatz. In den Abschnitten „Weiterführende Informationen (englisch)" (S. 187) und „Weiterführende Informationen (deutsch)" (S. 193) finden Sie weitere Informationen und Ressourcen zur Veränderung und Verbesserung materieller Umgebungen.

8
Zusammenfassung

Ziel des Sensory Modulation Program (SMP) ist es, Familien, Betreuungspersonen und Gesundheitsfachleute zu befähigen, Menschen mit geistigen Problemen und kognitiven Beeinträchtigungen vermehrt stärkende und heilsame Interventionen anzubieten (Champagne, 2011). Für dieses Buch wurde das SMP abgewandelt und an die Bedürfnisse von Menschen mit Demenz angepasst. Internationale Initiativen, die sich für die Pflege von Menschen mit Demenz einsetzen, fordern die Ausweitung nicht pharmakologischer Interventionen, wozu auch sensorisch basierte Ansätze gehören. Auch die Initiative zur Reduzierung von Fixierungen befürwortet einen ganzheitlichen Ansatz in der Demenzpflege und unterstützt die Anwendung sensorisch basierter Ansätze in den Bereichen Prävention und Deeskalation. Das SMP vermittelt Familien, Betreuungspersonen und Gesundheitsfachleuten, die mehr über sensorisch basierte Ansätze und deren Anwendung in der häuslichen Umgebung oder in Settings der Gesundheitsfürsorge und der Pflege erfahren wollen, das nötige Wissen. Der Abschnitt „Weiterführende Informationen (englisch)“ (S. 187) bietet zusätzliche Auskunft zum SMP.

Anhang A: Traumaorientierter Sicherheits-Fragebogen (TISQ)

Name: ________________________________ Datum: ______________

Erfahrungen sind traumatisch, wenn ihre Auswirkungen das Leben der Person nachhaltig prägen. Versuchen Sie genau zu ermitteln, ob eine (oder mehrere) der nachfolgend aufgeführten Erfahrungen zutrifft. Sammeln sie über diese so viele Informationen wie möglich (Details; wie viele Jahre die traumatische Erfahrung zurückliegt oder in welchem Alter sie stattfand; weitere relevante Informationen). Betreuungspersonen können dem Klienten beim Ausfüllen helfen oder den Fragebogen notfalls selbst ausfüllen.

Traumatische Erfahrungen:

- ☐ Körperliche Misshandlung:
- ☐ Emotionale Misshandlung:
- ☐ Sexueller Missbrauch:
- ☐ Häusliche Gewalt:
- ☐ Krieg:
- ☐ Elternteil oder nahestehender Angehöriger leidet an einer psychischen Erkrankung:
- ☐ Schwerwiegende Verluste:
- ☐ Durch medizinische Behandlung verursachtes Trauma:
- ☐ Andere(s):

Trigger:

- [ ] Laute Geräusche:
- [ ] Berührungen:
- [ ] Düfte:
- [ ] Plötzliche Bewegungen:
- [ ] Bestimmte Tageszeiten:
- [ ] Bestimmte Lieder oder andere Dinge, die Erinnerungen, Ängste oder Befürchtungen triggern:
- [ ] Aktivitäten, die als Trigger fungieren:
- [ ] Medizinische Behandlungen, die als Trigger fungieren:
- [ ] Andere(s):

Warnsignale: Wie sieht das getriggerte Verhalten aus?

- [ ] Plötzliche Veränderung(en) des Verhaltens:
- [ ] Plötzlicher Stimmungsumschwung:
- [ ] Andere:

Strategien, die helfen können:

- [ ] Beruhigung:
- [ ] Maßnahmen mit besänftigender Wirkung
- [ ] Bestimmte Redensarten:
- [ ] Bilder oder Bücher, die mit Erinnerungen verbunden sind:
- [ ] Religiöse oder spirituelle Unterstützung:
- [ ] Dinge, die KEINESFALLS getan oder gesagt werden dürfen:
- [ ] Andere(s):

Anhang B: Checkliste für Betreuungspersonen: sensorische Verarbeitung

Für Erwachse und ältere Menschen

Diese von Betreuungspersonen auszufüllende Checkliste hilft Betreuungspersonen, die Muster der sensorischen Verarbeitung bei Erwachsenen oder älteren Menschen mit kognitiven oder kommunikativen Beeinträchtigungen aufzudecken. Die Checkliste ist nicht für diagnostische Zwecke geeignet. Sie sollte von einem auf dem Gebiet der sensorischen Verarbeitung anerkannten Experten interpretiert werden, ggf. unter Einbeziehung klinischer Beobachtungen und weiterer Assessments.

Die Checkliste gibt Auskunft darüber, ob die Ursache für die Muster der betreffenden Person in den Bereichen sensorische Modulation, Diskrimination und/oder motorische Funktionsfähigkeit liegt. Die Checkliste dient der Sammlung von Informationen, die den Assessmentprozess unterstützen. Sie ist kein Ersatz für das formale Assessment, aber sie liefert aus der Sicht von Personen, die den Klienten gut kennen, wichtige Informationen, die in den Assessmentprozess einfließen.

Sensorisches System	Hohe neurologische Schwelle (hyposensibel)	Niedrige neurologische Schwelle (hypersensibel)	Sensorische Diskrimination	Selbststimulierende oder selbstverletzende Verhaltensweisen
Bewegung (propriozeptiv und vestibulär)	ist gerne beschäftigt ist gern in Bewegung/aktiv wandert viel umher wiegt sich hin und her kaut auf Dingen herum packt fest zu stößt mit Dingen zusammen/ist ungeschickt zappelt herum wird nicht schnell schwindelig mag tanzen oder sich hin und her wiegen dringt in den Bereich anderer ein legt zu viel Kraft in Bewegungen	spannt den Körper an, wenn er bewegt wird reagiert mit Angst oder Unruhe, wenn er bewegt wird sitzt lieber mag keine Transfers klammert sich beim Gehen oder Transfer an Personen oder Geländer ihm wird schnell schwindelig oder übel, wenn er sich bewegt oder im Auto fährt ist schnell erschöpft isoliert sich mag keine Bewegungs- oder Sportgruppen	ungeschickt/stößt mit Dingen zusammen braucht Unterstützung beim Hinsetzen braucht Unterstützung beim Transfer zögert beim Treppenabstieg oder vor Eingängen ihm wird schnell schwindelig oder übel, wenn er sich bewegt oder im Auto fährt ist unsicher, wie viel Kraft er für Bewegungen aufwenden muss Schwierigkeiten, Bewegungen zu koordinieren Schwierigkeiten beim Ein- und Ausstieg in Stühle, das Bett oder die Dusche	stößt den Kopf vor Dinge schlägt sich boxt sich boxt Gegenstände fasst sich oder andere derb an quetscht die Haut bohrt Nägel in sich oder in andere lässt sich aus dem Stuhl oder Bett fallen isoliert sich

Sensorisches System	Hohe neurologische Schwelle (hyposensibel)	Niedrige neurologische Schwelle (hypersensibel)	Sensorische Diskrimination	Selbststimulierende oder selbstverletzende Verhaltensweisen
Taktil	braucht Berührung mag Umarmungen die Nähe zu anderen stört ihn nicht neigt dazu, Dinge aufzuheben oder zu berühren hat nichts dagegen, sich beim Arbeiten die Hände schmutzig zu machen hat nichts gegen Körperpflege ist sehr anhänglich merkt nicht immer, wenn er berührt wird Berührung mit seiner Kleidung stört ihn nicht hohe Schmerztoleranz	Berührungen stören reibt seine Haut nach einer Berührung mag Körperpflege nicht (Haare waschen, rasieren, Zähne putzen, Nägel schneiden) mag baden oder duschen nicht mag es nicht, an- oder ausgezogen zu werden mag es nicht, wenn Hände, Gesicht oder andere Körperteile schmutzig werden wirkt ruhiger, wenn er nicht nahe bei anderen sitzen muss Schildchen und Säume an der Kleidung und bestimmte Stoffe stören ihn	hat Schwierigkeiten, die Temperatur des Bade- oder Duschwassers zu registrieren bzw. registriert sie verspätet hohe Schmerztoleranz spürt Berührungen erst, wenn er die Person dabei sehen oder hören kann hat Schwierigkeiten, die Beschaffenheit von Stoffen, Nahrungsmitteln, Kunst- oder handwerklichen Materialien oder die taktilen Qualitäten anderer Objekte wahrzunehmen bzw. nimmt sie verspätet wahr	reibt oder schlägt sich nach einer Berührung kneift sich kratzt sich reibt seine Haut bis zur Selbstverletzung hackt auf die Haut oder andere Körperteile ein

Sensorisches System	Hohe neurologische Schwelle (hyposensibel)	Niedrige neurologische Schwelle (hypersensibel)	Sensorische Diskrimination	Selbststimulierende oder selbstverletzende Verhaltensweisen
Auditorisch	fühlt sich durch Lärm nicht gestört mag es, wenn Radio oder Fernseher lauter gestellt sind hat nichts gegen Lärm (Instrumente, singen, sprechen) Anweisungen müssen meistens wiederholt werden unterhält sich gerne fühlt sich durch chaotische Umgebungen nicht gestört produziert verschiedene Geräusche	mag keinen Lärm hält sich manchmal die Ohren zu mag keine Aktivitäten, die Lärm machen (Instrumente, Singen, Sprechen) möchte, dass die Lautstärke von Fernseher, Radio oder menschlichen Stimmen reduziert wird will die Geräusche, die andere beim Essen machen, nicht hören meidet Menschen, die laut sind und Lärm machen	hat Schwierigkeiten, die Lautstärke seiner Stimme an die Situation anzupassen bittet darum oder ist darauf angewiesen, dass Informationen wiederholt werden laute Umgebungen scheinen ihn nicht zu stören hört schlecht, wenn gleichzeitig verschiedene Geräusche in der Umgebung sind hat Schwierigkeiten, die Quelle von Geräuschen zu identifizieren	schlägt sich auf die Ohren schreit, wenn er angesprochen wird ist durcheinander, wenn die Umgebung laut ist

Sensorisches System	Hohe neurologische Schwelle (hyposensibel)	Niedrige neurologische Schwelle (hypersensibel)	Sensorische Diskrimination	Selbststimulierende oder selbstverletzende Verhaltensweisen
Olfaktorisch	wird angezogen von Düften oder duftenden Objekten riecht häufig an Dingen mag intensive Gerüche nimmt schwache Gerüche nicht wahr	fühlt sich durch viele Gerüche gestört reagiert gereizt auf bestimmte Gerüche meidet intensive Gerüche mag nichts, was parfümiert ist (Seifen, Lotionen) meidet bestimmte Speisen wegen ihres Geruchs	nimmt Gerüche oft nicht wahr fühlt sich durch Gerüche nicht gestört hat Schwierigkeiten, verschiedene Gerüche zu erkennen	verletzt sich selbst, wenn er sich durch Gerüche gestört fühlt brüllt/schreit, wenn er sich durch Gerüche gestört fühlt weigert sich zu essen
Gustatorisch	wird angezogen von Speisen und Getränken probiert vieles bevorzugt gewürzte Speisen nimmt viele Dinge in den Mund nimmt veränderte Temperaturen von Speisen und Getränken erst wahr, wenn sie extrem sind	einzelne Eigenschaften von oralen Stimuli (Beschaffenheit, Temperatur oder Art der Speisen) stören ihn reagiert gereizt, wenn bestimmte Speisen angeboten werden meidet gewürzte Speisen meidet bestimmte Arten von Speisen mäkelt am Essen herum	kann den Geschmack vieler Speisen und Getränke nicht wahrnehmen oder genießen nimmt die unterschiedliche Beschaffenheit einzelner Speisen nicht wahr nimmt die Temperaturunterschiede einzelner Speisen nicht wahr hat Schwierigkeiten, einzelne Speisen voneinander zu unterscheiden	verletzt sich selbst, wenn Geschmack oder die Beschaffenheit von Speisen ihn stören brüllt/schreit, wenn er sich durch den Geschmack oder die Beschaffenheit von Speisen gestört fühlt weigert sich zu essen

Sensorisches System	Hohe neurologische Schwelle (hyposensibel)	Niedrige neurologische Schwelle (hypersensibel)	Sensorische Diskrimination	Selbststimulierende oder selbstverletzende Verhaltensweisen
Visuell	hat nichts gegen den Aufenthalt in Umgebungen, die die Augen beanspruchen mag es, wenn Lichter an sind fühlt sich angezogen von Dingen, die er anschauen oder beobachten kann mag in seiner Umgebung viele Menschen oder Aktivitäten mag Fernsehen oder Filme anschauen mag Aktivitäten, die die Augen beanspruchen (Puzzles, Lesen, Labyrinthe)	mag keine Umgebungen, in denen es chaotisch oder hektisch zugeht reagiert gereizt auf helles Licht zieht sparsame Beleuchtung vor mag keine abrupten Veränderungen der Lichtquelle reibt sich oft die Augen blinzelt häufig seine Augen tränen möchte auch im Gebäude eine Sonnenbrille tragen meidet Aktivitäten, die die Augen beanspruchen (Labyrinthe, Puzzles)	reagiert mit Schwindel oder Übelkeit auf schnelle oder sich bewegende visuelle Stimuli im Fernsehen oder Film registriert visuelle Zeichen oder Details meistens nicht hat Schwierigkeiten mit der Tiefenwahrnehmung kann selbst mit der richtigen Brille nicht gut sehen hat Schwierigkeiten, in Schubladen oder Schränken seine Kleidung zu finden (mit den Augen)	verletzt sich selbst, wenn er sich durch visuelle Stimuli gestört fühlt brüllt/schreit, wenn er sich durch visuelle Stimuli gestört fühlt

Literaturverzeichnis (englisch)

Allen, C.K., Earhart, C. & Blue, T. (1999). *Occupational therapy treatment goals for the physically and cognitively disabled*. Bethesda, MD: American Association of Occupational Therapy.

Alzheimer's Association. (2017a). *What is dementia?* Verfügbar unter https://www.alz.org/what-is-dementia.asp

Alzheimer's Association. (2017b). *Hallucinations, delusions, and paranoia*. Verfügbar unter https://www.alz.org/national/documents/topicsheet_hallucinations.pdf

Aman, E. & Tomas, D. (2008). Supervised exercise to reduce agitation in severely cognitivelyimpaired persons. *Journal of the American Medical Directors Association*, *10*, 271–276.

American Occupational Therapy Association. (2008). *Frequently asked questions about Ayres sensory integration*. Verfügbar unter https://www.aota.org/~/media/Corporate/Files/Secure/Practice/Children/FAQAyres.pdf

American Occupational Therapy Association. (2011). *Occupational therapy using a sensory integration-based approach with adult populations*. Verfügbar unter https://www.aota.org/media/Corporate/Files/AboutOT/Professionals/WhatIsOT/CY/Fact-Sheets/FactSheet_SensoryIntegration.pdf

American Occupational Therapy Association. (2014). Occupational therapy practice framework: Domain and process (3rd ed.). *American Journal of Occupational Therapy*, *68*(suppl. 1). Verfügbar unter https://ajot.aota.org/index.aspx

Arnett, J. (1994). Sensation seeking: A new conceptualization and a new scale. *Personality and Individual Differences*, *16*(2), 289–296. https://doi.org/10.1016/0191-8869(94)90165-1

Ayres, A.J. (1972). *Sensory integration and learning disorders*. Los Angeles, CA: Western Psychological Services.

Ayres, A.J. (1979). *Sensory integration and the child*. Los Angeles, CA: Western Psychological Services.

Ayres, A.J. (1989). *Sensory integration and praxis tests*. Los Angeles, CA: Western Psychological Services.

Ayres, A.J. (2005). *Sensory integration and the child: Understanding hidden sensory challenges* (revised ed.). Los Angeles, CA: Western Psychological Services.

Azermai, M., Petrovic, M., Elseviers, M.M., Bourgeois, J., van Bortel, L.M. & Vander Stichele, R.H. (2012). Systematic appraisal of dementia guidelines for the management of behavioural and psychological symptoms. *Ageing Research Reviews, 11*(1), 78–86.

Baillon, S., Van Diepen, E. & Prettyman, R. (2002). Multi-sensory therapy in psychiatric care. *Advances in Psychiatric Treatment, 8*(6), 444–450.

Baker, R., Bell, S., Baker, E., Holloway, J., Pearce, R., Dowling, Z. & Wareing, L.A. (2010). A randomized controlled trial of the effects of multi-sensory stimulation (MSS) for people with dementia. *British Journal of Clinical Psychology, 40*(1), 81–96.

Baker, R., Holloway, J., Holtkamp, C., Larsson, A., Hartman, L.C., Pearce, R., ... Owens, M. (2003). Effects of multi-sensory stimulation for people with dementia. *Journal of Advanced Nursing, 43*(5), 465–477.

Ballard, C.G., O'Brien, J.T., Reichelt, K. & Perry, E.K. (2002). Aromatherapy as a safe and effective treatment for the management of agitation in severe dementia: The results of a double-blind, placebo-controlled trial with Melissa. *Journal of Clinical Psychiatry, 63*(7), 553–558.

Bera, D.R. (2008). Multisensory room and specialized dementia programming. *Nursing Homes Magazine, 57*(2), 18.

Bidwell, J. (2009). *Agitation decision-making framework.* Verfügbar unter https://www.uws.edu. au/__data/assets/pdf_fle/0007/76237/Agitation_Guidelines.pdf

Blackburn, R. & Bradshaw, T. (2014). Music therapy for service users with dementia: A critical review of the literature. *Journal of Psychiatric and Mental Health Nursing, 21*(10), 879–888.

Brown, C. & Dunn, W. (2002). *Adolescent/Adult Sensory Profile.* San Antonio, TX: Pearson Assessment.

Brush, J.A. & Calkins, M.P. (2008). Cognitive impairment, wayfinding, and the long-term care environment. *Perspectives on Gerontology, 13*, 65–73.

Burns, T. (2006). *Cognitive Performance Test.* Pequannock, NJ: Maddak.

Burns, A., Perry, E., Holmes, C., Francis, P. Morris, J., Howes, M.J., ... Ballard, C. (2011). A double-blind placebo-controlled randomized trial of Melissa officinalis oil and donepezil for the treatment of agitation in Alzheimer's disease. *Dementia and Geriatric Cognitive Disorders, 31*(2), 158–164.

Cacchione, P. (2017). *Sensory changes.* Verfügbar unter https://consultgeri.org/geriatric-topics/sensory-changes

Calkins, M. (2005). Building ideas: Environments for late-stage dementia. *Alzheimer's Care Quarterly, 6*, 71–75.

Calkins, M., Szmerekovsky, J.G. & Biddle, S. (2007). Effect of increased time spent outdoors on individuals with dementia residing in nursing homes. *Journal of Housing for the Elderly, 21*, 211–228.

Campellone, J. & NIH US National Library of Medicine. (2016). *Muscle atrophy.* Verfügbar unter https://medlineplus.gov/ency/article/003188.htm

Canadian Foundation for Healthcare Improvement (CFHI). (2014). *CFHI supports projects to improve care for dementia patients: Teams across Canada will tackle inappropriate antipsychotic medication use.* Verfügbar unter https://www.cfhi-fcass.ca/Search

ResultsNews/2014/06/04/cfhi-supports-projects-to-improve-care-for-dementia-patients-teams-across-canadawill-tackle-inappropriate-antipsychotic-medication-use

Caspari, S., Eriksson, K. & Nåden, D. (2011). The importance of aesthetic surroundings: A study interviewing experts within different aesthetic fields. *Scandinavian Journal of Caring Sciences*, *25*, 134–142.

Ceccato, E., Vigato, G., Bonetto, C., Bevilacqua, Pizziolo, P., Crociani, S., ... Barchi, E. (2012). STAM protocol in dementia: A multicenter, single-blind, randomized, and controlled trial. *American Journal of Alzheimer's Disease and other Dementias*, *27*(5), 301–310.

Champagne, T. (2006). Creating sensory rooms: Environmental enhancements for acute inpatient mental health settings. *Mental Health Special Interest Section Quarterly*, *29*(4), 1–4.

Champagne, T. (2010). *Weighted blanket competency-based training program®*. Doctoral manuscript, Ann Arbor, MI.

Champagne, T. (2011). *Sensory modulation & environment: Essential elements of occupation*. Melbourne: Pearson Australia Group.

Champagne, T. (2017). *Sensory Modulation Program workbook: Adolescent and adult applications*. Florence, MA: Champagne Conferences & Consultation.

Champagne, T. & Stromberg, N. (2004). Sensory approaches in inpatient psychiatric settings: Innovative alternatives to seclusion and restraint. *Journal of Psychological Nursing*, *42*, 35–44.

Champagne, T., Mullen, B., Dickson, D. & Krishnamurty, S. (2015). Researching the safety and effectiveness of the weighted blanket with adults during an inpatient mental health hospitalization. *Occupational Therapy in Mental Health*, *31*, 211–233.

Chang, S., Chen, C., Shen, S. & Chiou, J. (2011). The effectiveness of an exercise programme for elders with dementia in a Taiwanese day-care centre. *International Journal of Nursing Practice*, *17*(3), 213–220.

Chatterton, W., Baker, F. & Morgan, K. (2010). The singer or the singing: Who sings individually to persons with dementia and what are the effects? *American Journal of Alzheimer's Disease & Other Dementias*, *25*(8), 641–649.

Chen, H.Y., Yang, H., Chi, H.J. & Chen, H.M. (2013). Physiological effects of deep pressure on anxiety alleviation: The weighted blanket approach. *Journal of Medical and Biological Engineering*, *33*, 463–470.

Chillot, R. (2013). *The power of touch*. Verfügbar unter https://www.psychologytoday.com/articles/201303/the-power-touch

Chung, J.C., Lai, C.K., Chung, P.M. & French, H.P. (2002). Snoezelen for dementia. *Cochrane Library*, *4*, CD003152.

Cohen-Mansfeld, J., Libin, A. & Marx, M.S. (2007). Non-pharmacological treatment of agitation: A controlled trial of systematic individualized intervention. *Journals of Gerontology Series A: Biological Sciences and Medical Sciences*, *62*, 908–916.

Collier, L., McPhearson, K., Ellis-Hill, C., Staal, J. & Bucks, R. (2010). Multisensory stimulation to improve functional performance in moderate to severe dementia: Interim results. *American Journal of Alzheimer's Disease & Other Dementias*, *25*(8), 698–703.

Connell, B.R., Sanford, J.A. & Lewis, D. (2007). Therapeutic effects of an outdoor activity program on nursing home residents with dementia. *Journal of Housing for the Elderly, 21*, 195–209.

Cooke, M.L., Moyle, W., Shum, D.H., Harrison, S.D. & Murfeld, J.E. (2010). A randomized controlled trial exploring the effect of music on agitated behaviours and anxiety in older people with dementia. *Aging and Mental Health, 14*(8), 905–916.

Cowl, A.L. & Gaugler, J.E. (2014). Efficacy of creative arts therapy in treatment of Alzheimer's disease and dementia: A systematic literature review. *Activities, Adaptation & Aging, 38*(4), 281–330.

Cox, H., Burns, I. & Savage, S. (2004). Multi-sensory environments for leisure: Promoting wellbeing in nursing home residents with dementia. *Journal of Gerontological Nursing, 30*, 37–45.

Detweiler, M.B. & Warf, C. (2005). Dementia wander garden aids post cerebrovascular stroke restorative therapy: A case study. *Alternative Therapies in Health and Medicine, 11*, 54–58.

Doble, S. & Vania, C. (2009). Dementia. In B. Bonder & V.D. Bello-Hass (eds.), *Functional Performance in Older Adults* (pp. 216–227). Philadelphia, PA: F.A. Davis Co.

Doody, R.S., Stevens, J.C., Beck, C., Dubinsky, R.M., Kave, J.A., Gwyther, L., ... Cummings, J.L. (2001). Practice parameter: Management of dementia (an evidence-based review). *Journal of the American Academy of Neurology, 56*, 1154–1166.

Dowling, G.A., Graf, C.L., Hubbard, E.M. & Luxenberg, J.S. (2007). Light treatment for neuropsychiatric behaviors in Alzheimer's disease. *Western Journal of Nursing Research, 29*(8), 961–975.

Dunn, W. (2001). The sensations of everyday life: Theoretical, conceptual and pragmatic considerations. *American Journal of Occupational Therapy, 55*(6), 608–620.

Edwards, N.E., Beck, A.M. & Lim, E. (2014). Influence of aquariums on resident behavior and staff satisfaction in dementia units. *Western Journal of Nursing Research, 36*, 1309–1322.

El-Khoury, F., Cassou, B., Charles, M. & Molina, P. (2013). The effect of fall prevention exercise programmes on fall induced injuries in community dwelling older adults: Systematic review and meta-analysis of randomized controlled trials. *British Medical Journal, 347*, 1–13.

Fan, J.T. & Chen, K.M. (2011). Using silver yoga exercises to promote physical and mental health of elders with dementia in long-term care facilities. *International Psychogeriatrics, 23*(8), 1222–1230.

Fenech, A. & Baker, M. (2008). Casual leisure and the sensory diet: A concept for improving quality of life in neuropalliative conditions. *Neurorehabilitation, 23*, 369–376.

Folstein, M.F., Folstein, S.E. & McHugh, P.R. (1975). „Mini-Mental State“: A practical method for grading the cognitive state of patients for the clinician. *Journal of Psychiatric Research, 12*, 189–198.

Forbes, R. & Gresham, M.D. (2011). Easing agitation in residents with „sundowning“ behaviour. *Nursing & Residential Care, 13*(7), 345–347.

Forrester, L.T., Maayan, N., Orrell, M., Spector, A.E., Buchan, L.D. & Soares-Weiser, K. (2014). Aromatherapy for dementia. *The Cochrane Library, 2*, CD003150.

Freeman, W. (2000). *Neurodynamics: An exploration of mesoscopic brain dynamics*. London: Springer-Verlag.

Fu, C.Y., Moyle, W. & Cooke, M. (2013). A randomised controlled trial of the use of aromatherapy and hand massage to reduce disruptive behaviour in people with dementia. *BMC Complementary and Alternative Medicine*, *13*, 1.

Fung, J.K. K., Tsang, H.W. & Chung, R.C. (2012). A systematic review of the use of aromatherapy in treatment of behavioral problems in dementia. *Geriatrics & Gerontology International*, *12*(3), 372–382.

Geller, S.M. & Porges, S.W. (2014). Terapeutic presence: Neurophysiological mechanisms mediating feeling safe in therapeutic relationships. *American Psychological Association*, *24*(3), 178–192.

Gigliotti, C.M. & Jarrott, S.E. (2005). Effects of horticultural therapy on engagement and affect. *Canadian Journal on Aging/La Revue Canadienne Du Vieillissement*, *24*, 367–377.

Gitlin, L.N., Kales, H.C. & Lyketsos, C.G. (2012). Nonpharmacologic management of behavioral symptoms in dementia. Verfügbar unter https://jamanetwork.com/journals/jama/article-abstract/1392543

Gonzalez, M.T. & Kirkevold, M. (2014). Benefts of sensory garden and horticultural activities in dementia care: A modifed scoping review. *Journal of Clinical Nursing*, *23*(19–20), 2698–2715.

Grant, C.F. & Wineman, J.D. (2007). The Garden-Use-Model: An environmental tool for increasing the use of outdoor space by residents with dementia in long-term care facilities. *Journal of Housing for the Elderly*, *21*, 89–115.

Grasel, E., Wiltfang, J. & Kornhuber, J. (2003). Non-drug therapies for dementia: An overview of the current situation with regard to proof of effectiveness. *Dementia and Geriatric Cognitive Disorders*, *15*, 115–125.

Haigh, J. & Mytton, C. (2016). Sensory interventions to support the wellbeing of people with dementia: A critical review. *British Journal of Occupational Therapy*, *79*, 120–126.

Hammar, L.M., Emami, A., Engstrom, G. & Gotell, E. (2010). Reactions of persons with dementia to caregivers singing in morning care situations. *Open Nursing Journal*, *4*, 35–41.

Hammar, L.M., Emami, A., Gotell, E. & Engstrom, G. (2011). The impact of caregivers' singing on expressions of emotion and resistance during morning care situations in persons with dementia: An intervention in dementia care. *Journal of Clinical Nursing*, *20*, 969–978.

Hensman, M., Mudford, O.C., Dorrestein, M. & Brand, D. (2015). Behavioral evaluation of sensory-based activities in dementia care. *European Journal of Behavioral Analysis*, *16*(2), 295–311.

Hernandez, R.O. (2007). Effects of therapeutic gardens in special care units for people with dementia: Two case studies. *Journal of Housing for the Elderly*, *21*, 117–152.

Holmes, C., Hopkins, V., Hensford, C., MacLaughlin, V., Wilkinson, D. & Rosenvinge, H. (2002). Lavender oil as a treatment for agitated behaviour in severe dementia: A placebo controlled study. *International Journal of Geriatric Psychiatry*, *17*(4), 305–308.

Hope, K.W. (1997). Using multi-sensory environments (MSEs) with people with dementia: Factors impeding their use as perceived by clinical staff. *Journal of Advanced Nursing*, *25*, 780–785.

Hope, K.W. & Waterman, H.A. (1998). The effects of multisensory environments on older people with dementia. *Journal of Psychiatric and Mental Health Nursing*, *5*, 377–385.

Hulme, C., Wright, J., Crocker, T., Oluboyede, Y. & House, A. (2010). Non-pharmacological approaches for dementia that informal carers might try or access: A systematic review. *International Journal of Geriatric Psychiatry*, *25*, 756–763.

Hulsegge, J. & Verheul, A. (1986). *Snoezelen another world: A practical book of sensory experience environments for the mentally handicapped*. Chesterfeld, UK: Rompa.

Janata, P. (2012). Effects of widespread and frequent personalized music programming on agitation and depression in assisted living facility residents with Alzheimer-type dementia. *Music and Medicine*, *4*(1), 8–15.

Jarrott, S.E. & Gigliotti, C.M. (2010). Comparing responses to horticultural-based and traditional activities in dementia care programs. *American Journal of Alzheimer's Disease & Other Dementias*, *25*, 657–665.

Jimbo, D., Kimura, Y., Taniguchi, M., Inoue, M. & Urakami, K. (2009). Effect of aromatherapy on patients with Alzheimer's disease. *Psychogeriatrics*, *9*(4), 173–179.

Jootun, D. & McGhee, G. (2011). Effective communication with people who have dementia. *Nursing Standard*, *25*, 40–46.

Katz, N., Averbuch, S. & Bar-Haim Erez, A. (2011). *Dynamic Lowenstein Occupational Therapy Cognitive Assessment Geriatric (DLOTCA-G)*. Pequannock, NJ: Maddak.

King, C. (2012). Managing agitated behavior in older people. *Nursing Older People*, *24*, 33–36.

Klages, K., Zecevic, A., Orange, J.B. & Hobson, S. (2011). Potential of Snoezelen room multisensory stimulation to improve balance in individuals with dementia: A feasibility randomized controlled trial. *Clinical Rehabilitation*, *25*, 607–616.

Kong, E.H., Evans, L.K. & Guevara, J.P. (2009). Nonpharmacological intervention for agitation in dementia: A systematic review and meta-analysis. *Aging & Mental Health*, *13*(4), 512–520.

Kverno, K.S., Black, B.S., Nolan, M.T. & Rabins, P.V. (2009). Research on treating neuropsychiatric symptoms of advanced dementia with non-pharmacological strategies, 1998–2008: A systematic literature review. *International Psychogeriatrics*, *21*(05), 825–843.

Lane, S.J., Smith Roley, S. & Champagne, T. (2014). Sensory integration and processing: Theory and applications to occupational performance. In B.B. Schell, G. Gillen & M.J. Scaffa (eds.), *Willard and Spackman's Occupational Therapy* (12th ed., pp. 816–868). Philadelphia, PA: Lippincott Williams & Wilkins.

Laver, K., Cumming, R., Dyer, S., Agar, M., Anstey, K., Beattie, E., ... Yates, M. (2016). Clinical practice guidelines for dementia in Australia. *Medical Journal of Australia*, *204*, 191–193.

LeBel, J. & Champagne, T. (2010). Integrating sensory and trauma-informed interventions: A Massachusetts state initiative, part 2. *Mental Health Special Interest Section Quarterly*, *33*(2), 1–4.

Lee, H.S., Park, S.W. & Park, Y.J. (2016). Effects of physical activity programs on the improvement of dementia symptoms: A meta-analysis. *BioMed Research International*, 1–7. Verfügbar unter https://dx.doi.org/10.1155/2016/2920146

Lee, Y. & Kim, S. (2008). Effects of indoor gardening on sleep, agitation, and cognition in dementia patients: A pilot study. *International Journal of Geriatric Psychiatry*, *23*, 485–489.

Letts, L., Edwards, M., Berenyi, J., Moros, K., O'Neill, C., O'Toole, C. & McGrath, C. (2011). Using occupations to improve quality of life, health and wellness, and client and caregiver satisfaction for people with Alzheimer's disease and related dementias. *American Journal of Occupational Therapy*, *65*(5), 497–504.

Levin, M. (2016). *Weakness*. Verfügbar unter https://www.merckmanuals.com/professional/neurologic-disorders/symptoms-of-neurologic-disorders/weakness

Lin, P.W. K., Chan, W.C., Ng, B.F. L. & Lam, L.C. W. (2007). Efficacy of aromatherapy (Lavandula angustifolia) as an intervention for agitated behaviours in Chinese older persons with dementia: A cross-over randomized trial. *International Journal of Geriatric Psychiatry*, *22*(5), 405–410.

Lin, Y., Chu, H., Yang, C.Y., Chen, C.H., Chang, H.J., Hsieh, C.J., Chou, K.R. (2011). Effectiveness of group music intervention against agitated behavior in elderly persons with dementia. *International Journal of Geriatric Psychiatry*, *26*(7), 670–678.

Livingston, G., Kelly, L., Lewis-Holmes, E., Baio, G., Morris, S., Patel, N., ... Cooper, C. (2014). Non-pharmacological interventions for agitation in dementia: Systematic review of randomized controlled trials. *British Journal of Psychiatry*, *205*(6), 436–442.

Locke, J.M. & Mudford, O.C. (2010). Using music to decrease disruptive vocalizations in a man with dementia. *Behavioral Interventions*, *25*, 25–260.

MacLaughlin, J. & Stromberg, N. (2012). *Safety tools*. In J. LeBel & A. Lim (eds.), *Creating positive cultures of care: A resource guide* (3rd ed.). Boston, MA: Massachusetts Department of Mental Health.

Mahler, K. (2017). *Interoception: The eighth sensory system*. Lenexa, Kansas: AAPC Publishing.

Marquardt, G. (2011). Wayfinding for people with dementia: The role of architectural design. *Health Environments Research & Design Journal*, *4*, 22–41.

Martin, L. (2016). *Aging changes in the senses*. Verfügbar unter https://medlineplus.gov/ency/article/004013.htm

Maseda, A., Sánchez, A., Marante, M.P., González-Abraldes, I., Buján, A. & Millán-Calenti, J.C. (2014a). Effects of multisensory stimulation on a sample of institutionalized elderly people with dementia diagnosis: A controlled longitudinal trial. *American Journal of Alzheimer's Disease & Other Dementias*, *29*, 463–473.

Maseda, A., Sánchez, A., Marante, M.P., González-Abraldes, I., de Labra, C. & Millán-Calenti, J.C. (2014b). Multisensory stimulation on mood, behavior, and biomedical parameters in people with dementia: Is it more effective than conventional one-toone stimulation? *American Journal of Alzheimer's Disease & Other Dementias*, *29*(7), 637–647.

May-Benson, T. (2014). *Adult/adolescent sensory history*. Newton, MA: Spiral Foundation.

McEvoy, P. & Plant, R. (2014). Dementia care: Using empathic curiosity to establish the common ground that is necessary for meaningful communication. *Journal of Psychiatric and Mental Health Nursing*, *21*, 477–482.

Milev, R., Kellar, T., McLean, M., Mileva, V., Tompson, S. & Peever, L. (2008). Multisensory stimulation for elderly with dementia: A 24-week single-blind randomized controlled pilot study. *American Journal of Alzheimer's Disease & Other Dementias*, *23*(4), 372–376.

Miller, L., Reisman, J., McIntosh, D. & Simon, J. (2001). An ecological model of sensory modulation. In S. Smith Roley, E. Blanche & R. Schaaf (eds.), *Understanding the nature of sensory integration with diverse populations*. San Antonio, TX: Therapy Skill Builders.

Mullen, B., Champagne, T., Krishnamurty, S., Dickson, D. & Gao, R. (2008). Exploring the safety and therapeutic effects of deep pressure stimulation using a weighted blanket. *Occupational Therapy in Mental Health*, *24*, 65–89.

Murphy, P.F., Miyazaki, Y., Detweiler, M.B. & Kim, K.Y. (2010). Longitudinal analysis of differential effects on agitation of a therapeutic wander garden for dementia patients based on ambulation ability. *Dementia*, *9*, 355–373.

National Association of State Mental Health Program Directors (NASMHPD). (2000). *NASMHPD position statement on services and supports to trauma survivors*. Verfügbar unter https://www.nasmhpd.org/sites/default/fles/I_1_A_NASMHPD_TraumaPositionStatement.pdf

National Coalition of Auditory Processing Disorders. (2017). *What is auditory processing disorder?* Verfügbar unter https://www.ncapd.org/What_is_APD_.html

National Executive Training Institute. (2003, 2009). *Creating violence free and coercion free treatment environments for the reduction of seclusion and restraint*. Workshop presentations. Boston, MA/Alexandria, VA: National Technical Assistance Center for State Mental Health Planning.

National Institute for Health and Care Excellence (NICE). (2017). *Dementia resources.* Verfügbar unter https://www.nice.org.uk/search?q=dementia

Oken, B.S., Zajdel, D., Kishiyama, S., Flegal, K., Dehen, C., Haas, M., … Leyva, J. (2006). Randomized, controlled, six-month trial of yoga in healthy seniors: Effects on cognition and quality of life. *Alternative Therapies in Health and Medicine*, *12*, 40.

Padilla, R. (2011). Effectiveness of environment-based interventions for people with Alzheimer's disease and related dementias. *American Journal of Occupational Therapy*, *65*, 514–522.

Parham, L.D., Smith Roley, S., May-Benson, T., Koomar, J., Brett-Green, B., Burke, J.P., Cohn, E.S., … Schaaf, R.C. (2011). Development of a fidelity measure for research on effectiveness of Ayres Sensory Integration® intervention. *American Journal of Occupational Therapy*, *65*(2), 133–142.

Perkins, J., Bartlett, H., Travers, C. & Rand, J. (2008). Dog-assisted therapy for older people with dementia: A review. *Australian Journal on Ageing*, *27*, 177–182.

Pitkälä, K., Savikko, N., Poysti, M., Strandberg, T. & Laakkonen, M. (2013). Efficacy of physical exercise intervention on mobility and physical functioning in older people with dementia: A systematic review. *Experimental Gerontology*, *48*, 85–93.

Pöllänen, S.H. & Hirsimäki, R.M. (2014). Crafts as memory triggers in reminiscence: A case study of older women with dementia. *Occupational Therapy in Health Care*, *28*(4), 410–430.

Press-Sandler, O., Freud, T., Volkov, I., Peleg, R. & Press, Y. (2016). Aromatherapy for the treatment of patients with behavioral and psychological symptoms of dementia: A descriptive analysis of RCTs. *Journal of Alternative and Complementary Medicine*, *22*, 422–428.

Reimer, M.A., Slaughter, S., Donaldson, C., Currie, G. & Eliasziw, M. (2004). Special care facility compared with traditional environments for dementia care: A longitudinal study of quality of life. *Journal of the American Geriatrics Society*, *52*, 1085–1092.

Reisman, J.E. & Hanschu, B. (1992). *Sensory integration inventory–revised for individuals with developmental disabilities: User's guide*. Hugo, MN: PDP Press.

Responsible Reform for the Middle Class. (2010). *Patient protection and affordable care act: Detailed summary*. Verfügbar unter https://www.dpc.senate.gov/healthreformbill/healthbill04.pdf

Riley-Doucet, C.K. (2009). Use of multisensory environments in the home for people with dementia. *Journal of Gerontological Nursing*, *35*(5), 42–52.

Robinson, L., Hutchings, D., Dickinson, H.O., Corner, L., Beyer, F., Finch, T., ... Bond, J. (2007). Effectiveness and acceptability of non-pharmacological interventions to reduce wandering in dementia: A systematic review. *International Journal of Geriatric Psychiatry*, *22*(1), 9–22.

Rolland, Y., Pillard, F., Klapouszczak, A., Reynish, E., Thomas, D., Andrieu, S., ... Vellas, B. (2007). Exercise program for nursing home residents with Alzheimer's disease: A 1-year randomized, controlled trial. *Journal of the American Geriatrics Society*, *55*(2), 158–165.

Rosen, W.G., Mohs, R.C. & Davis, K.L. (1984). A new rating scale for Alzheimer's disease. *American Journal of Psychiatry*, *141*, 1356–1364.

Sánchez, A., Millan-Calenti, J.C., Lorenzo-Lopez, L. & Maseda, A. (2013). Multisensory stimulation for people with dementia: A review of the literature. *American Journal of Alzheimer's Disease & Other Dementias*, *28*, 7–14.

Staal, J.A., Amanda, S., Matheis, R., Collier, L., Calia, T., Hanif, H. & Kofman, E.S. (2007). The effects of Snoezelen (multi-sensory behavior therapy) and psychiatric care on agitation, apathy, and activities of daily living in dementia patients on a short term geriatric psychiatric inpatient unit. *International Journal of Psychiatry in Medicine*, *37*(4), 357–370.

Teeple, R.C., Caplan, J.P. & Stern, M.D. (2009). Visual hallucinations: Differential diagnosis and treatment. *Primary Care Companion to the Journal of Clinical Psychiatry*, *11*, 26–32. US Department of Health and Human Services (2013). *National plan to address Alzheimer's disease*. Verfügbar unter https://aspe.hhs.gov/daltcp/napa/natlplan.shtml#strategy1.B

US Food and Drug Administration (2013). *Information for healthcare professionals: Conventional antipsychotics*. Verfügbar unter https://www.fda.gov/drugs/drugsafety/post marketdrugsafetyinformationforpatientsandproviders/ucm124830.html

Vasionytė, I. & Madison, G. (2013). Musical intervention for patients with dementia: A meta-analysis. *Journal of Clinical Nursing, 22*(9-10), 1203–1216.

Venturelli, M., Scarsini, R. & Schena, F. (2011). Six-month walking program changes cognitive and ADL performance in patients with Alzheimer. *American Journal of Alzheimer's Disease & Other Dementias, 26*(5), 381–388.

Veselinova, C. (2014). Influencing communication and interaction in dementia. *Nursing & Residential Care, 16*, 162–166.

Vestibular Disorders Association. (2017). *The human balance system: A complex coordination of central and peripheral systems*. Verfügbar unter https://vestibular.org/sites/default/fles/page_fles/Documents/Human%20Balance%20System.pdf

Victoria State Government. (2017). *Designing for people with dementia*. Verfügbar unter https://www2.health.vic.gov.au/ageing-and-aged-care/dementia-friendly-environ ments/ desigining-for-dementia

Vreugdenhil, A., Cannell, J., Davies, A. & Razay, G. (2012). A community-based exercise programme to improve functional ability in people with Alzheimer's disease: A randomized controlled trial. *Scandinavian Journal of Caring Sciences, 26*, 12–19.

De Vries, K. (2013). Communicating with older people with dementia. *Nursing Older People, 25*, 30–37.

Ward-Smith, P., Llanque, S.M. & Curran, D. (2009). The effect of multisensory stimulation on persons residing in an extended care facility. *American Journal of Alzheimer's Disease & Other Dementias, 24*(6), 450–455.

Van Weert, J.C., Kerkstra, A., van Dulmen, A.M., Bensing, J.M., Peter, J.G. & Ribbe, M.W. (2004). The implementation of Snoezelen in psychogeriatric care: An evaluation through the eyes of caregivers. *International Journal of Nursing Studies, 41*(4), 397–409.

Wilbarger, P. (1995). The sensory diet: Activity programs based upon sensory processing theory. *Sensory Integration Special Interest Section Quarterly, 18*(2), 1–4.

Williams, E. & Jenkins, R. (2008). Dog visitation therapy in dementia care: A literature review. *Nursing Older People, 20*(8), 31–35.

Wood, W., Womack, J. & Hooper, B. (2009). Dying of boredom: An exploratory case study of time use, apparent affect, and routine activity situations on two Alzheimer's special care units. *American Journal of Occupational Therapy, 63*, 337–350.

Yamaguchi, H., Maki, Y. & Yamagami, T. (2010). Overview of non-pharmacological interventions for dementia and principles of brain-activating rehabilitation. *Psychogeriatrics, 10*, 206–213.

Weiterführende Informationen (englisch)

Quellen zum Thema Aktivität

- DementiaKT Hub: https://dementiakt.com.au/?ct=1
- Golden Carers: https://goldencarers.com
- Montessori Australia: https://montessorifordementia.com.au
- Senior ftness exercises: https://eldergym.com/elderly-balance.html

Alzheimer- und Dezemenzorganisationen

- Alzheimer's Australia: www.fghtdementia.org.au
- American Alzheimer's Association: https://alz.org
- Alzheimer's Association (2017). Interactive brain tour explaining how the brain works and the effects of Alzheimer's disease. Available in different languages: https://alz.org/alzheimers_disease_4719.asp
- Alzheimer's Association (2017). Ten warning signs of Alzheimer's disease: https://alz.org/national/documents/tenwarnsigns.pdf
- *Alzheimer's & Dementia®: Te Journal of the Alzheimer's Association*, open access online journal
- Alzheimer's Foundation: https://alzfdn.org
- Centers for Disease Control: Alzheimer's Disease: https://cdc.gov/aging/aginginfo/alzheimers.html
- National Health and Medical Research Council: Australian Clinical Practice Guidelines: https://clinicalguidelines.gov.au
- National Institute on Aging: https://nia.nih.gov/health/alzheimers
- National Institute for Health and Care Excellence: https://nice.org.uk/guidance/qs86

Kanadische Organisationen

- Canadian Foundation for Healthcare Improvement (CFHI): www.cfhi-fcass.ca/SearchResultsNews/2016/05/16/new-national-results-taking-seniors-off-antipsy choticsshows-dramatic-improvement-in-care
- Windsor Star care homes: https://windsorstar.com/news/local-news/kicking-the-antipsychoticdrug-habit-at-long-term-care-homes

Quellen zu den Themen Betreuungspersonen und Familie

- Community Organization Practice Tool: https://actonalz.org/sites/default/fles/documents/ACT-Provider-CommunityPracticeTool.pdf
- Know the Signs: Early Detection Matters: https://alz.org/national/documents/tenwarnsigns.pdf
- Managing dementia across the continuum (mid to late stage): https://actonalz.org/sites/default/fles/documents/ACT-Provider-ManagingDementia.pdf
- Stages of Alzheimer's: https://alz.org/alzheimers_disease_stages_of_alzheimers.asp

Quellen zu den Themen Evaluation und Assessment

- Common dementia-related assessment scales: https://assessmentpsychology.com/geriatricscales.htm
- Agitation Decision Making Framework: https://.uws.edu.au/__data/assets/pdf_fle/0007/76237/Agitation_Guidelines.pdf
- KAER Toolkit: 4-Step Process to Detecting Cognitive Impairment and Early Diagnosis of Dementia
- Teepa Snow's Positive Approach to Brain Change: https://teepasnow.com/about/about-teepasnow

Physische Umgebungen

- American Association of Multisensory Environments: https://aamse.us
- Creating Multisensory Environments for People with Dementia: Guide Book https://fada.kingston.ac.uk/de/MSE_design_in_dementia_care/doc/How%20to%20make%20a%20Sensory%20Room%20for%20people%20with%20dementia.pdf
- Designing for people with dementia: www2.health.vic.gov.au/ageing-and-aged-care/dementia-friendly-environments/strategies-checklists-tools/home-like-environment
- Dementia and enabling environments:
- https://enablingenvironments.com.au
- https://enablingenvironments.com.au/uploads/5/0/4/5/50459523/harmful plants.pdf
- International Snoezelen Association: https://snoezelen-professional.com/en
- Sensory gardens:
- Sensory Trust: https://sensorytrust.org.uk/information/factsheets/sensory-garden-1.html
- Enabling gardens: https://fghtdementia.org.au/sites/default/fles/1.-Alz-Aust-Conference-2013.pdf
- Gardens that Care: Planning Outdoor Environments for People with Dementia: https://dbmas.org.au/uploads/resources/101796_ALZA_Garden32pp_LR.pdf

Abbau von Fixierungen

- NASMHPD's six core strategies: https://nasmhpd.org/sites/default/fles/Consolidated%20Six%20Core%20Strategies%20Document.pdf

- Massachusetts Department of Mental Health (2010). *Seclusion/restraint reduction initiative resources*: https://mass.gov/eohhs/gov/departments/dmh/restraintseclusion-reduction-initiative.html
- Occupational therapy's role in restraint and seclusion reduction: https://aota.org/-/media/Corporate/Files/AboutOT/Professionals/WhatIsOT/MH/Facts/Restraint%20fact%20sheet.pdf
- OT Innovations: https://ot-innovations.com
- SAMHSA's concept of trauma and guidance for a trauma informed care approach: https://store.samhsa.gov/shin/content/SMA14-4884/SMA14-4884.pdf
- Te Pou's sensory modulation and restraint reduction resources: https://tepou.co.nz/library/tepou/sensorymodulation

Sensorische Integration und Verarbeitung

- Ayres Sensory Integration®: https://siglobalnetwork.org
- OT Innovations: https://ot-innovations.com
- Sensory processing:
- Hearing and balance crash course: https://www.youtube.com/watch?v=Ie2j7GpC4JU
- Te nervous system: https://www.youtube.com/watch?v=x4PPZCLnVkA
- Taste and smell: https://www.youtube.com/watch?v=mFm3yA1nslE
- Sensory processing disorder:
- A child's view of sensory processing: https://www.youtube.com/watch?v=D1G5ssZlVUw
- Star Institute: https://www.spdstar.org/basic/understanding-sensory-processing-disorder

Videos

- Dan Cohen: *Alive Inside* by. (2014). Documentary on the use of music with people with dementia
- How Alzheimer's changes the brain: https://www.nia.nih.gov/health/video-how-alzheimerschanges-brain
- Stages of dementia and Alzheimer's: https://www.khanacademy.org/science/health-and-medicine/mental-health/dementia-delirium-alzheimers/v/stages-of-dementia-and-alzheimers-disease

Literaturverzeichnis des Herausgebers

Bauer, J. (2006). *Warum ich fühle, was du fühlst. Intuitive Kommunikation und das Geheimnis der Spiegelneurone*. München: Heyne.

Bienstein C. & Fröhlich, A. (1994). *Bewußtlos – eine Herausforderung für Ärzte, Pflegende und Angehörige*. Düsseldorf: selbstbestimmtes leben.

Brooks, V.W. C., (1991). *Erleben durch die Sinne. Sensory Awareness*. München: dtv.

Buchholz, T. (1995). Basale Stimulation – Pflegequalität spüren. *Pflegen Ambulant, 95*(5), 11–18.

Buchholz, T. (1997). Ambulante Pflege – Grenzen und Möglichkeiten des Konzeptes. In A. Fröhlich, C. Bienstein & U. Haupt (Hrsg.), *Fördern – Pflegen – Begleiten* (S. 225–238). Düsseldorf: selbstbestimmtes leben.

Buchholz, T. (1998). Visuelle Wahrnehmung. In G. Bartoszek & P., Nydahl, *Basale Stimulation Grundlagen und Anwendung in der Pflege* [CD-ROM]. Wiesbaden: Ullstein Mosby.

Buchholz, T., Gebel-Schürenberg, A., Nydahl, P. & Schürenberg, A. (1998). Wege zur Habituationsprophylaxe. *Die Schwester/Der Pfleger, 98*(7), 568–572.

Buchholz, T. & Schürenberg, A. (2015). Die Suche nach Individualität. Basale Stimulation bei an Demenz erkrankten Menschen. *Die Schwester/Der Pfleger, 15*(3), 46–49.

Buchholz, T. (2017). Basale Stimulation als Stimulation? Eine Provokation zu mehr Praxisnähe. *Praxis Pflegen 28*(3), 18 – 23.

Buchholz, T. (2019). Basales Berühren während der Körperpflege bei Menschen mit Demenz. *NOVAcura, 19*(1), 27–30.

Buchholz, T. (2019). Basales Berühren – ein Weg zu sich und anderen. *NOVAcura, 19*(2), 35–38.

Büker, U. (2014). *Kommunizieren durch Berühren, Kindern mit Behinderung begegnen durch Basale Stimulation*. Düsseldorf: selbstbestimmtes leben.

Bürli, A. (2006). Basale Stimulation – von der Methode zum Konzept. In D. Laubenstein, W. Lamers & N. Heinen: *Basale Stimulation kritisch-konstruktiv* (S. 11–25). Düsseldorf: selbstbestimmtes leben.

Dammert, D., Keller, C., Beer, T. & Bleses, H. (2016). *Person-Sein zwischen Anspruch und Wirklichkeit: Eine Untersuchung zur Anwendung der integrativen Validation und der Basalen Stimulation in der Begleitung von Personen mit Demenz*. Weinheim: Beltz Juventa.

Fröhlich A. (2015). *Basale Stimulation – Ein Konzept für die Arbeit mit schwer beeinträchtigten Menschen.* Düsseldorf: selbstbestimmtes leben.

Fröhlich A., Heinen N. & Lamers W. (2002). *Schwere Behinderung in Theorie und Praxis – Ein Blick zurück nach vorn.* Düsseldorf: selbstbestimmtes leben.

Kohler, M., Mullis, J., Burgstaller, M., Schwarz, J. & Saxer, S. (2018). Auswirkungen von Basaler Berührung auf das herausfordernde Verhalten während der Körperpflege bei Menschen mit Demenz: eine Mixed Methods Studie. *Klinische Pflegeforschung, 13*(4). Verfügbar unter https://doi.org/10.6094/KlinPfleg.4.13

Milz, H. (1994). *Der wiederentdeckte Körper. Vom schöpferischen Umgang mit sich selbst.* München: dtv.

Rosa, H. (2010). *Beschleunigung und Entfremdung.* Berlin: Suhrkamp.

Rosa, H. (2015). *Resonanz. Eine Soziologie der Weltbeziehung.* Berlin: Suhrkamp.

Rosa, H. (2018). *Fronten des Ichs. Keynote auf dem Staatsempfang anlässlich der Konferenz „Hamburger Horizonte": Ich am Ende. Am Ende Ich.* Karl Körber Stiftung. Verfügbar unter https://www.youtube.com/watch?v=E-jtaqEz8ug

Schleip, R. (2004). Die Bedeutung der Faszien in der manuellen Therapie. *Deutsche Zeitschrift für Osteopathie, 1,* 10–16.

Ziegler, S. (2016). Robotik in der Pflege von Personen mit Demenz. In N. Burzan, R. Hitzler & H. Kirschner (Hrsg.), *Materiale Analysen. Erlebniswelten* (S. 53–69). Wiesbaden: Springer VS.

Thomas Buchholz (Stand: Juli 2019)

Weiterführende Informationen (deutsch)

Menschen mit Demenz begleiten, pflegen und versorgen: Das Dementia-Care-Programm des Verlages Hogrefe

Aktivierung

Spector, A., Thorgrimsen, L., Woods, B. & Orrell, M. (2012). *Kognitive Anregung (CST) für Menschen mit Demenz.* Bern: Huber.

Tschan, E. (2014). *Integrative Aktivierende Alltagsgestaltung – Konzept und Anwendung.* Bern: Huber.

Tuntland, H. (2020). *Das ADL/IADL-Handbuch. Das Selbstversorgungshandbuch für Pflegende und Ergotherapeuten.* Bern: Hogrefe.

Waldboth, V., Suter-Riederer, S., Föhn, M., Schneiter-Ulmann, R. & Imhof, L. (2017). *Pflanzengestützte Pflege.* Bern: Hogrefe.

Zoutewelle-Moris, S. (2019). *Wenn es Schokolade regnet – 99 kreative Ideen für die Arbeit mit Menschen mit Demenz* (2. Aufl.). Bern: Hogrefe.

Angehörigenarbeit

Wilz, G., Schinkötte, D. & Kalytta T. (2015). *Therapeutische Unterstützung für pflegende Angehörige von Menschen mit Demenz.* Göttingen: Hogrefe.

Woods, B., Keady, J. & Seddon, D. (2009). *Angehörigenintegration.* Bern: Huber.

Assessment

Becker, S., Kaspar, R. & Kruse, A. (2010). *H.I.L.DE – Heidelberger Instrument zur Erfassung der Lebensqualität demenzkranker Menschen.* Bern: Huber.

Gupta, A. (2012). *Assessmentinstrumente für alte Menschen.* Bern: Huber.

Riesner, C. (Hrsg.). (2014). *Dementia Care Mapping (DCM) – Evaluation und Anwendung im deutschsprachigen Raum.* Bern: Huber.

Beratung/Patientenedukation

Lippinska, D. (2010). *Menschen mit Demenz person-zentriert beraten.* Bern: Huber.

Demenz-Begleiter

Werner, S. (2019). *Pflegeassistenz Notes.* Bern: Hogrefe.
Werner, S. (2017). *Demenzbegleiter Notes.* Bern: Hogrefe.
Werner, S. (2016). *Alltagsbegleiter Notes.* Bern: Hogrefe.
Werner, S. (2015). *Praxishandbuch für Alltagsbegleiter.* Bern: Hogrefe.
Werner, S. (2013). *Praxishandbuch für Demenzbegleiter.* Bern: Huber.

Demenzerkrankung

Hafner, M. & Meier, A. (2005). Geriatrische Krankheitslehre I – *Psychiatrische und neurogene Symptome.* Bern: Huber.
Hülshoff, T. (2008). *Das Gehirn.* Bern: Huber.
Jahn, T. (2015). *Demenzen.* Göttingen: Hogrefe.
Martin, M. & Schelling H.R. (Hrsg.). (2005). *Demenz in Schlüsselbegriffen.* Bern: Huber.

Demenz-Forschung/Epidemiologie

Innes, A. (Hrsg.). (2014). *Demenzforschung.* Bern: Huber.
Doblhammer, G. (2012). *Demografie der Demenz.* Bern: Huber.

Demenz und Zivilgesellschaft

Robert Bosch Stiftung. (Hrsg.). (2007). *Gemeinsam für ein besseres Leben mit Demenz.* Bern: Huber.
Whitehouse, P.J. & George, D. (2009). *Mythos Alzheimer.* Bern: Huber.
Wißmann, P., Eisenberg, S., Grambow, E., Koczy, P., Kruse, A., Kuhn, C., … Zegelin, A. (2007). *Demenzkranken begegnen.* Bern: Huber.

Empirisch neurokognitive Ansätze

Bonner, C. (2013). *Stressmindernde Pflege bei Menschen mit Demenz.* Bern: Huber.
Held, C. (2018). *Was ist gute Demenzpflege?* (2. Aufl.). Bern: Hogrefe.
Lind, S. (2011). *Fortbildungsprogramm Demenzpflege.* Bern: Huber.
Lind, S. (2007). *Demenzkranke Menschen pflegen.* Bern: Huber.
Savaskan, E. & Haasemann, W. (2017). *Leitlinie Delir.* Bern: Hogrefe.
Smith, P.T.M. (2017). *Stressreduzierende Pflege von Menschen mit Demenz.* Bern: Hogrefe.
Weih, M. (2011). *Wie war das noch mal? – Lernen, Vergessen und die Alzheimer-Krankheit.* Bern: Huber.

Ernährung

Rückert, W., Arnold, R., Bauer-Söllner, B., Brinner, C., Ding-Greiner, C., Kolb, C., … Vanorek, R. (2007). *Ernährung bei Demenz.* Bern: Huber.

Ethik

Petzold, C., Brucker, U., Ohnsorge, K., Reisach, B., Robertz-Grossmann, B., Roser, T., … Wilkening, K. (2007). *Ethik und Recht.* Bern: Huber.

Evaluation

Becker, S., Kaspar, R. & Kruse, A. (2010). *H.I.L.DE – Heidelberger Instrument zur Erfassung der Lebensqualität demenzkranker Menschen.* Bern: Huber.

Innes, A. & McCabe, L. (Hrsg.). (2013). *Demenzevaluation.* Bern: Huber.

Riesner, C. (Hrsg.). (2014). *Dementia Care Mapping (DCM) – Evaluation und Anwendung im deutschsprachigen Raum.* Bern: Huber.

Frühe Demenz

Bölicke, C., Mösle R., Romero, B., Sauerbrey, G., Schlichting, R., Weritz-Hanf, P. & Zieschang, T. (2007). *Ressourcen erhalten.* Bern: Huber.

Bredenkamp, R., Albota, M., Beyreuther, K., Bruder, J., Kurz, A., Langehennig, M., ... Weyerer, S. (2007). *Die Krankheit frühzeitig auffangen.* Bern: Huber.

Moniz-Cook, E. & Manthorpe, J. (2010). *Frühe Diagnose Demenz. Rechtzeitige evidenzbasierte psychosoziale Intervention bei Menschen mit Demenz.* Bern: Huber.

Swaffer, K. (2017). *„Was zur Hölle geschieht in meinem Hirn?“* Bern: Hogrefe.

Gedächtnistraining

Oswald, W.D. (2014). *Aktiv gegen Demenz.* Göttingen: Hogrefe.

Herausforderndes Verhalten bei Menschen mit Demenz (BPSD)

Barrick, A.E. (2010). *Körperpflege ohne Kampf.* Bern: Huber.

Bonifas, R. (2018). *Mobbing und Bullying unter alten Menschen.* Bern: Hogrefe.

James, I.A. (2019). *Herausforderndes Verhalten bei Menschen mit Demenz* (2. Aufl.). Bern: Hogrefe.

Marshall, M. & Allan, K. (2010). „Ich muss nach Hause“. *Ruhelose Menschen mit einer Demenz verstehen* (2. Aufl.). Bern: Huber.

Urselmann, W. (2019). *Schreien und Rufen – Herausforderndes Verhalten bei Menschen mit Demenz* (2. Aufl.). Bern: Hogrefe.

Urselmann, W. (2013). *Schreien und Rufen – Herausforderndes Verhalten bei Menschen mit Demenz.* Bern: Huber.

Weber-Long, S. (2019). *Herausforderndes Verhalten.* Bern: Hogrefe. (Plan)

White, E. (2013). *Sexualität bei Menschen mit Demenz.* Bern: Huber.

Kommunikation

Böhme, G. (2007). *Förderung der kommunikativen Fähigkeiten bei Demenz.* Bern: Huber.

Ellis, M. & Astell, A. (2019). *Nonverbale Kommunikation bei Menschen mit Demenz.* Bern: Hogrefe.

McCarthy, B. (2012). *Nur nicht den Verstand verlieren. Gute Kommunikation trotz(t) Demenz.* Bern. Huber.

Sachweh, S. (2019). *Spurenlesen im Sprachdschungel. Kommunikation und Verständigung mit demenzkranken Menschen* (2. Aufl.). Bern: Hogrefe.

Sachweh, S. (2012). *„Noch ein Löffelchen?“ – Effektive Kommunikation in der Altenpflege* (3. Aufl.). Bern: Huber.

Kunstgestützte, kreative Therapien

Basting, A. D. (2012). *Vergiss das Vergessen. Besser leben mit Demenz.* Bern: Huber.

Killick, J. & Craig, C. (2013). *Kreativität und Kommunikation bei Menschen mit Demenz.* Bern: Huber.

Sulser, R. (2010). *Ausdrucksmalen für Menschen mit Demenz* (2. Aufl.). Bern: Huber.

Zeisel, J. (2011). *„Ich bin noch hier" Menschen mit Alzheimer-Demenz kreativ begleiten – eine neue Philosophie.* Bern: Huber.

Körperorientierte Therapien bei Menschen mit Demenz

Tanner, L. J. (2018). *Berührungen und Beziehungen bei Menschen mit Demenz.* Bern: Hogrefe.

Management, Patientensicherheit, Risikomanagement

Baker, C. (2015). *Exzellente Pflege von Menschen mit Demenz entwickeln.* Bern: Huber.

Loveday, B. (2015). *Demenzteams führen und leiten.* Bern: Huber.

McCormack, B., Manley, K. & Garbett, R. (Hrsg.). *Praxisentwicklung in der Pflege.* Bern: Huber.

Sanderson, H. & Bailey, G. (2015). *Praxishandbuch person-zentrierte Pflege.* Bern: Huber.

Mäeutik

van der Kooij, C. (2017). *Das mäeutische Pflege- und Betreuungsmodell* (2. Aufl.). Bern: Hogrefe.

van der Kooij, C. (2015). *Die Magie der Bewohnerbesprechung.* Bern: Hogrefe.

van der Kooij, C. (2012). „Ein Lächeln im Vorübergehen" *– Erlebnisorientierte Altenpflege mit Hilfe der Mäeutik.* Bern: Huber.

Montessori-basierte Ansätze

Camp, C. (2015). *Tatort Demenz – Menschen mit Demenz verstehen. Praxishandbuch für Demenz-Detektive.* Bern: Hogrefe.

Naturgestützte Therapie, Dementia Green Care

Chalfont, G. (2019). *Praxishandbuch Dementia Green Care.* Bern: Hogrefe.

Chalfont, G. (2009). *Naturgestützte Therapie.* Bern: Huber.

Föhn, M. & Dietrich, C. (Hrsg.). (2013). *Gärten und Demenz – Gestaltung und Nutzung von Außenanlagen für Menschen mit Demenz.* Bern: Huber.

Germann-Tillmann, T., Merklin, L. & Näf A. S. (2019). *Tiergestützte Intervention* (2. Aufl.). Bern: Hogrefe.

Gilliard, J. & Marshall, M. (Hrsg.). (2014). *Naturgestützte Pflege von Menschen mit Demenz.* Bern: Huber.

Schneiter, R. & Föhn, M. (Hrsg.). (2019). *Lehrbuch Gartentherapie* (2. Aufl.). Bern: Hogrefe.

Waldboth, V., Suter-Riederer, S., Föhn, M., Schneiter-Ulmann, R. & Imhof, L. (2017). *Pflanzengestützte Pflege.* Bern: Hogrefe.

Palliative Dementia Care

Dibelius, O., Offermanns, P. & Schmidt, S. (2016). *Palliative Care von Menschen mit Demenz.* Bern: Hogrefe.

Kostrzewa, S. (2013). *Menschen mit geistiger Behinderung palliativ pflegen und begleiten.* Bern: Huber.

Kostrzewa, S. (2010). *Palliative Pflege von Menschen mit Demenz* (2. Aufl.). Bern: Huber.

Person-zentrierte Pflege, Dementia Care Mapping (DCM)

Baker, C. (2015). *Exzellente Pflege von Menschen mit Demenz entwickeln.* Bern: Huber.

Brooker, D. (2008). *Person-zentriert pflegen. Das VIPS-Modell zur Pflege und Betreuung von Menschen mit Demenz.* Bern: Huber.

Kitwood, T. (2016). *Demenz* (7. Aufl.). Bern: Hogrefe.

Kuhn, D. & Verity, J. (2012). *Die Kunst der Pflege von Menschen mit Demenz.* Bern: Huber.

Loveday, B. (2015). *Demenzteams führen und leiten.* Bern: Huber.

Riesner, C. (Hrsg.). (2014). *Dementia Care Mapping (DCM) – Evaluation und Anwendung im deutschsprachigen Raum.* Bern: Huber.

Sanderson, H. & Bailey, G. (2015). *Praxishandbuch person-zentrierte Pflege.* Bern: Huber.

Pflegeprozess und Pflegephänomene bei Menschen mit Demenz

Barrick, A.E. (2010). *Körperpflege ohne Kampf.* Bern: Huber.

Fischer, T. (2012). *Schmerzeinschätzung bei Menschen mit schwerer Demenz.* Bern: Huber.

Gogl, A. (Hrsg.). (2013). *Selbstvernachlässigung bei alten Menschen.* Bern: Huber.

Gupta, A. (2012). *Assessmentinstrumente für alte Menschen.* Bern: Huber.

Handel, E. (Hrsg.). (2009). *Praxishandbuch ZOPA – Schmerzeinschätzung bei Patienten mit kognitiven und/oder Bewusstseinsbeeinträchtigungen.* Bern: Huber.

James, I.A. (2019). *Herausforderndes Verhalten bei Menschen mit Demenz. Einschätzen, verstehen, behandeln* (2. Aufl.). Bern: Hogrefe.

Lindesay, J., MacDonald, A. & Rockwood K. (2009). *Akute Verwirrtheit – Delir im Alter.* Bern: Huber.

Marshall, M. & Allan, K. (2010). *„Ich muss nach Hause". Ruhelose Menschen mit einer Demenz verstehen.* Bern: Huber.

May, H., Edwards, P. & Brooker, D. (2011). *Professionelle Pflegeprozessplanung. Person-zentrierte Pflegeplanung für Menschen mit Demenz.* Bern: Huber.

Urselmann, W. (2019). *Schreien und Rufen – Herausforderndes Verhalten bei Menschen mit Demenz* (2. Aufl.). Bern: Huber.

Urselmann, W. (2013). *Schreien und Rufen – Herausforderndes Verhalten bei Menschen mit Demenz.* Bern: Huber.

Weber-Long, S. (2019). *Herausforderndes Verhalten.* Bern: Hogrefe.

White, E. (2013). *Sexualität bei Menschen mit Demenz.* Bern: Huber.

Positive Demenzpflege

Clarke, C. & Wolverson, E. (2019). *Positive Demenzpflege.* Bern: Hogrefe.

Ratgeber (Außenansichten)

Basting, A. D. (2012). *Vergiss das Vergessen. Besser leben mit Demenz*. Bern: Huber.

Bowlby Sifton, C. (2011). *Das Demenz-Buch* (2. Aufl.). Bern: Huber.

Buell-Whitworth, H. & Whitworth, J. (2019). *Das Levy-Body-Demenz-Buch* (2. Aufl.). Bern: Hogrefe.

Klessmann, E. (2011). *Wenn Eltern Kinder werden und doch die Eltern bleiben* (7. Aufl.). Bern: Huber.

Mace, N. L. & Rabins, P. V. (2012). *Der 36-Stunden-Tag* (6. Aufl.). Bern: Huber.

Whitehouse, P. J. & George, D. (2009). *Mythos Alzheimer*. Bern: Huber.

Ratgeber (Innenansichten)

Bryden, C. (2016). *Nichts über uns, ohne uns!* Bern: Hogrefe.

Bryden, C. (2011). *Mein Tanz mit der Demenz – Trotzdem positiv leben*. Bern: Huber.

Inauen, F. (2016). *Eins nach dem anderen – Texte und Zeichnungen einer Demenz*. Bern: Hogrefe.

Snyder, L. (2011). *Wie sich Alzheimer anfühlt*. Bern: Huber.

Swaffer, K. (2017). *„Was zur Hölle passiert in meinem Hirn?“* Bern: Hogrefe.

Taylor, R. (2013). *Hallo Mr. Alzheimer*. Bern: Huber.

Taylor, R. (2011a). *Alzheimer und Ich* (3. Aufl.). Bern: Huber.

Taylor, R.(2011b). *Der Moralische Imperativ des Pflegens*. Bern: Huber.

Taylor, R. (2011c). *Im Dunkeln würfeln*. Bern: Huber.

Rehabilitation

Gogia, P. P. & Rastogi, N. (2014). *Alzheimer-Rehabilitation. Menschen mit Demenz stabilisieren und rehabilitieren*. Bern: Huber.

Röse, K. M. (2017). *Betätigung von Menschen mit Demenz im Kontext Pflegeheim*. Bern: Hogrefe.

Reminiszenz/Biografiearbeit/ROT

Schweitzer P. & Bruce, E. (2010). *Das Reminiszenzbuch*. Bern: Huber.

Technische Unterstützung

Heeg, S., Heusel, C., Kühnle, E., Külz, S., von Lützau-Hohlbein, H., Mollenkopf, H., ... Schweizer R. (2007). *Technische Unterstützung bei Demenz*. Bern: Huber.

Transkulturelle Pflege und Kompetenz

Dibelius, O., Feldhaus-Plumin, E. & Piechotta-Henze, G. (Hrsg.). (2015). *Lebenswelten von Menschen mit Migrationserfahrung und Demenz*. Bern: Hogrefe.

Krasberg, U. (2013). *„Hab ich vergessen, ich hab' nämlich Alzheimer“*. Bern: Huber.

Umgebungsgestaltung, Milieu, Wohnen, Architektur

Chalfont, G. (2019). *Praxishandbuch Dementia Green Care*. Bern: Hogrefe.

Chalfont, G. (2009). *Naturgestützte Therapie*. Bern: Huber.

Föhn, M. & Dietrich, C. (Hrsg.). (2013). *Gärten und Demenz – Gestaltung und Nutzung von Außenanlagen für Menschen mit Demenz.* Bern: Huber.

Germann-Tillmann, T., Merklin, L. & Näf A. S. (2019). *Tiergestützte Intervention* (2. Aufl.). Bern: Huber.

Gilliard, J. & Marshall, M. (Hrsg.). (2014). *Naturgestützte Pflege von Menschen mit Demenz.* Bern: Huber.

Schneiter, R. & Föhn, M. (Hrsg.). (2019). *Lehrbuch Gartentherapie* (2. Aufl.). Bern: Hogrefe.

Waldboth, V., Suter-Riederer, S., Föhn, M., Schneiter-Ulmann, R. & Imhof, L. (2017). *Pflanzengestützte Pflege.* Bern: Hogrefe.

Zusammenstellung: Jürgen Georg, Antonia Halt (Stand: 1-2019)

Basale Stimulation im Verlag Hogrefe

Bienstein, C. & Fröhlich, A. (2016). *Basale Stimulation in der Pflege. Die Grundlagen.* (8. Aufl.). Bern: Hogrefe.

Buchholz, T. & Schürenberg, A. (2014). *Basale Stimulation in der Pflege alter Menschen. Lebensbegleitung alter Menschen* (4. Aufl.). Bern: Huber.

Buchholz, T., Gebel-Schürenberg, A., Nydahl, P. & Schürenberg, A. (Hrsg.). (2010). *Begegnungen. Basale Stimulation in der Pflege – Ausgesuchte Fallbeispiele* (2. Aufl.). Bern: Huber.

Champagne, T. (2019). *Sensorische Modulation für Menschen mit Demenz.* Bern: Hogrefe.

Damag, A. & Schlichting, H. (2016). *Essen – Trinken – Verdauen. Förderung, Pflege und Therapie bei Menschen mit schwerer Behinderung, Erkrankung und im Alter.* Bern: Hogrefe.

Fowler, S. (2014). *Sensorische Stimulation. Praxishandbuch für Pflegende, Ergotherapeuten, Heil- und Sonderpädagogen.* Bern: Huber.

Fröhlich, A. (2016). *Basale Stimulation in der Pflege. Das Arbeitsbuch* (3. Aufl.). Bern: Hogrefe

Hatz-Kasparis, M. & Roth Sigrist, M. (2012). *Basale Stimulation in der Akutpflege.* Bern: Huber.

Kostrzewa, S. & Kutzner, M. (2013). *Was wir noch tun können! Basale Stimulation in der Sterbebegleitung* (5. Aufl.). Bern: Huber.

Layer, M. (Hrsg.). (2014). *Praxishandbuch Rhythmische Einreibungen nach Wegman/Hauschka* (2. Aufl.). Bern: Huber.

Mathys, R. & Straub, J. (2011). *Spastizität. Pflegerische Interventionen aus der Sicht der Basalen Stimulation und der Ortho-Bionomy.* Bern: Huber.

Mohr, L., Zündel, M. & Fröhlich, A. (2019). *Basale Stimulation – Das Handbuch.* Bern: Hogrefe.

Peyrefitte, G. (2012). *Anatomie und Physiologie der Haut. Praxishandbuch für Kosmetikerinnen, Podologinnen, PTAs und Pflegende* (2. Aufl.). Bern: Huber.

Sparshott, M. (2009). *Früh- und Neugeborene pflegen* (2. Aufl.). Bern: Huber.

Storch, M., Cantieni, B., Hüther, G. & Tschacher, w. (2017). *Embodiment. Die Wechselwirkung von Körper und Psyche verstehen und nutzen.* Bern: Hogrefe.

Tanner, L.J. (2018). *Berührungen und Beziehungen bei Menschen mit Demenz.* Bern: Hogrefe.

Werner, B. (2001). *Basale Stimulation in der Pflege – Eine Konzeptanalyse und -bewertung.* Bern: Huber.

Zusammenstellung: Jürgen Georg (Stand: 6-2019)

Autorinnen- und Herausgeberverzeichnis

Tina Champagne, OTD, OTR/L, FAOTA, ist leitende Direktorin der Cutchins Programs for Children and Families in Northampton, Massachusetts. Darüber hinaus ist sie Direktorin und leitende Beraterin für Champagne Conferences and Consultation und sie ist als Professorin im American International College für das Doktoranden-Programm im Bereich Beschäftigungstherapie zuständig.

Dr. Champagne arbeitet als Beschäftigungstherapeutin in den Bereichen: Veränderung von Organisationen, trauma- und bindungsorientierte Pflege, Anwendung individualisierter, sensorisch basierter Ansätze in allen Altersgruppen, geistige Gesundheit, Wohlbefinden und Lebensqualität. Sie ist Autorin mehrerer Bücher, Buchkapitel, Artikel, Ressourcendokumente und Forschungsstudien.

Dr. Champagne rezensiert verschiedene, von Fachkollegen geprüfte Zeitschriften und hat das Sensory Modulation Programm entwickelt. Sie wurde mehrfach für ihre Arbeit ausgezeichnet, die sehr geschätzt wird, besonders der Aspekt der Anwendbarkeit in unterschiedlichen Praxis-Settings und Altersgruppen.

Thomas Buchholz, (dt. Hrsg), Krankenpfleger, Fachbuchautor, Lehrer für Pflegeberufe, Kurs- und Weiterbildungsleiter für Basale Stimulation, Kinästhetik-Trainer und Diplom-Pädagoge, ist als freiberuflicher Dozent in internationalen Einrichtungen des Gesundheitswesens tätig.

Als Lehrbeauftragter verschiedener Hochschulen und anerkannter Experte für Basale Stimulation bei alten Menschen setzt er sich in seinen Seminaren und Projekten für die würdevolle Pflege und Betreuung von Menschen mit verschiedensten Beeinträchtigungen ein.

Sachwortverzeichnis